Fußreflexzonen-
therapie

Josef Heinrich P. Kreuter

Fußreflexzonen-therapie

mit Hinweisen zur Reflex-zonentherapie an Händen, Kopf und Wirbelsäule

Zeichnungen: Brigitte Braun-Dähler und Rolf Dähler, Bad Schwalbach
Redaktion: Herta Winkler
Herstellung: Harald Kraft

Satz: Jung Satz Zentrum, Lahnau

296 1489X817 2635 4453 6271

02 01 00 99

Inhalt

Vorwort

Liebe Leserin, lieber Leser

Mit diesem Buch habe ich mir das Ziel gesteckt, Sie in die Reflexzonentherapie, genauer gesagt in die Reflexzonenmassage, einzuführen, und zwar mit dem Gedanken, daß Sie nach dem Lesen des Buches nicht nur theoretisches Wissen besitzen, sondern die Reflexzonenmassage auch praktisch anwenden können. Sei es an Ihnen selbst, an Ihren Familienangehörigen, Freunden oder Nachbam. Ich habe hier nicht nur die Reflexzonen der Füße besprochen, sondern ebenfalls die an den Händen und am Kopf. Ein weiteres Kapitel des Buches beschäftigt sich ausführlich mit der nasalen Reflexzonentherapie, die man mit Hilfe von ätherischen Ölen durchführt. Wie man die Therapien anwendet und bei welchen Krankheiten oder Beschwerden sie helfen, wird eingehend erläutert.

Die Reflexzonentherapie ist keine wissenschaftlich anerkannte Heilmethode und wird daher mancherorts von der Schulmedizin noch belächelt. Aber wie die Erfahrung zeigt, sprechen die Heilerfolge für sich. Denn es hat sich in über achtzig Jahren praktischer Anwendung erwiesen, daß die Reflexzonentherapie eine berechtigte Heilmethode ist. Wir können die Wirkungsweise der Reflexzonentherapie heute noch nicht wissenschaftlich erklären, aber die reflektorischen Verbindungen der einzelnen Zonen mit den korrespondierenden Organen und Körperteilen sind vorhanden und müssen daher als Realität angesehen werden.

Dabei kann man auch an folgenden Satz aus dem Volksmund denken, der hier bestimmt angebracht ist: »Wer heilt und was heilt, hat recht.« Denn wer aus vordergründigen Motiven oder anderen Interessen einem hilfesuchenden Menschen eine Heilmethode vorenthält, der macht sich an der Gesellschaft schuldig. Dahersoll dieses Buch auch darüber aufklären, welche Möglichkeiten wir mit der Reflexzonentherapie haben, wenn wir sie selbst anwenden.

Ich hoffe, daß ich Ihnen mit diesem Buch das nötige Rüstzeug für eine Selbstbehandlung mit der Reflexzonentherapie geben konnte, damit Sie danach eine gezielte Massagebehandlung vomehmen können. Denken Sie hierbei auch an die Worte, die Dr. William Fitzgerald einmal sagte: »Jedes Behandlungssystem ist so gut, wie es der Behandler ist. Ein Behandlungssystem wird nicht dadurch entwertet, weil es auch von nicht ehrenwerten Leuten angewendet wird. Aber ein guter Behandler kann ein solches System aufwerten.« Vergessen Sie nie, daß Sie der Behandler sind und es an Ihnen liegt, wie gewissenhaft und sorgfältig Sie arbeiten – Ihr Körper wird es Ihnen danken.

Bei der Anwendung der Reflexzonenmassage wünsche ich Ihnen den besten Therapieerfolg.

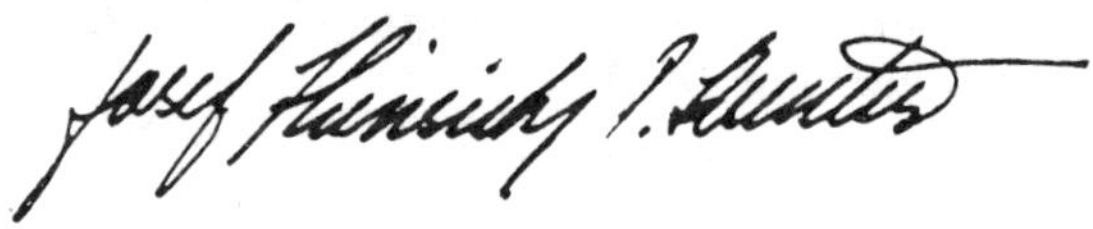

Josef Heinrich P. Kreuter
Heilpraktiker

Die Entdeckung der Reflexzonentherapie

Es wird viel über Reflexzonentherapie und Reflexzonenmassage geschrieben und gesprochen, doch reicht dies meist nur zu oberflächlicher Information.

– Was ist nun eigentlich eine Reflexzonentherapie?

– Was für Nutzen haben wir von ihr?

– Wie, wo und wann wird sie angewendet?

– Wieso kann sie uns Hilfe bringen?

Dies sind die wichtigsten Fragen, die sich einem stellen, wenn man einen kurzen Artikel über die Reflexzonentherapie und ihre Erfolge gelesen oder in einem Gespräch davon gehört hat. Mit diesem Buch möchte ich versuchen, Ihnen diese Fragen zu beantworten. Damit sind Sie dann in der Lage, bei einer Indikation, also einer Krankheit oder Beschwerde, die für die Reflexzonentherapie geeignet ist, sie bei sich, Ihren Familienangehörigen, Freunden und Bekannten anzuwenden.

Aber vorher möchte ich Ihnen die noch relativ junge Geschichte der Reflexzonentherapie nahebringen, denn dadurch verstehen Sie dann die Zusammenhänge und das Zusammenwirken einer Reflexzonenbehandlung besser.

Was ist eine Reflexzonenbehandlung? Die Reflexzonentherapie ist eine Behandlungsmethode, die der amerikanische Arzt Dr. William Henry Hoppe Fitzgerald (1872-1942) im Jahre 1917 erstmals vorgestellt hat und die seit dieser Zeit zur Linderung und Erleichterung von Beschwerden sowie zur Heilung von Krankheiten eingesetzt wird, ebenso wie eine jede andere Therapiemethode auch. Durch die Beobachtungen, die Dr. Fitzgerald bei Operationen im Hals-Nasen-Ohren-Bereich machte – er war seit 1913 Chefarzt der Hals-Nasen-Ohren-Abteilung des St.-Francis-Hospitals in Connecticut/USA –, entdeckte er die reflektorischen Beziehungen verschiedener Zonen zu bestimmten Körperorganen und entwickelte hieraus seine Zonentherapie, wie er die Behandlungsmethode zuerst nannte.

Aufgefallen war ihm bei seinen Operationen, daß manche Patienten offensichtlich weniger Schmerzen hatten als ein Großteil der anderen. Er machte die Feststellung, daß die Patienten, die weniger Schmerzen empfanden, sich mit den Fingern in die Lehnen seines Operationsstuhles krallten und somit Schmerzen mit Schmerzen bekämpften. Dies haben wir schon fast alle unbewußt zum Beispiel beim Zahnarzt selbst erlebt und praktiziert. Oder denken wir doch nur daran, daß wir oft im wahrsten Sinne des Wortes ‹die Zähne zusammenbeißen«, wenn wir uns verletzt haben.

Aus solchen Beobachtungen schloß Dr. Fitzgerald, daß man von Punkten oder Zonen aus, die der schmerzenden Körperstelle fern liegen, Organe oder Körperteile beeinflussen kann, und dies überwiegend von den peripheren Endstücken des Körpers aus, wie den Füßen, den Händen und dem Kopf. Seine Aufzeichnungen hierüber führte Dr. Fitzgerald erwiesenermaßen seit 1913, vielleicht auch schon früher, ehe er 1917 hiermit erstmals an die Öffentlichkeit trat. Denn gerade in seinem Bereich als Hals-Nasen-Ohren-Arzt, in dem er seine Operationen ja an den sogenannten Nebenhöhlen des Kopfes durchführte, treffen die Beobachtungen über die Reflexzonen an Händen und Füßen zu. Wenn wir zum Beispiel den Verlauf der Reflexzonen an den Händen betrachten, werden wir feststellen, daß die ersten Fingerglieder, die Nagelglieder aller vier Finger, als Reflexzonen für den Kopf und alle Nebenhöhlen zuständig sind und die Reflexzone für das Gehirn auf dem Daumen liegt.

Daher kann man die Beobachtungen von Fitzgerald so auslegen, daß die reflektorischen Beziehungen von den Fingern zum Operationsfeld in den Nebenhöhlen dadurch ausgelöst werden, daß der Patient sich in den Lehnen des Operationsstuhls festkrallt. Sie bestätigten seine Annahme, daß man den Schmerz an der Operationsstelle mit Schmerz an einer ferneren Stelle des Körpers beeinflussen kann, ohne daß diese Stelle in einer direkten Beziehung zum Operationsgebiet steht.

Die Feststellungen, die Fitzgerald damals machte, gelten als die Grundlagen, das Grundwissen für die Reflexzonentherapie, wie sie heute ausgeübt wird.

Interessant ist auch, daß die Wirksamkeit der Methode, Schmerz mit Schmerz zu bekämpfen, in der westlichen Medizin, überwiegend in der Chirurgie, schon früher beobachtet wurde, man ihr aber keine Bedeutung zugemessen hatte. Im Jahre 1843 – zu der Zeit war noch kein Narkosemittel bekannt – mußte der amerikanische Chirurg John Collins Warren im Bostoner Massachusetts Central Hospital einem Seemann den linken Oberschenkel amputieren. Der Seemann bat darum, daß man ihn nicht festhalten und ihm eine Prise Kautabak geben sollte. Er erhielt seine Prise, legte sich auf den Operationstisch, krallte dann seine Hände in das Kopfende des Tisches, kaute seinen Tabak, und die Operation konnte beginnen. Die Studenten und Zuschauer, ebenso Warren warteten vergebens auf einen Schmer-

zensschrei. So beschrieben in dem Buch von Jürgen Thorwald »Das Jahrhundert der Chirurgen«.
Doch die Tatsache, daß das Festkrallen die Schmerzzentren reflektorisch beeinflußt, erkannte man zur damaligen Zeit noch nicht. Es sollte noch 70 Jahre dauern, bis sich ein aufmerksamer Beobachter wie Dr. Fitzgerald hierüber Gedanken machte.
Dies gilt allerdings nur für die abendländische Medizin. In China entwikkelte sich bereits vor etwa 5000 Jahren die Vorstellung von Energiebahnen, die den Körper durchziehen, und von bestimmten Hautzonen, von denen aus man innere Organe beeinflussen kann. Daraus entstanden mit der Zeit die Akupressur, die Massage einzelner Hautpunkte, und die Akupunktur, die Reizung von Hautpunkten mit Hilfe von Metallnadeln.
In unserem Kulturkreis ist die Entdeckung der Reflexzonentherapie jedoch allein den Beobachtungen von Dr. Fitzgerald anzurechnen. In der Literatur erscheinen verschiedene Darstellungen, Dr. Fitzgerald habe die Information über die Reflexzonentherapie von einem alten Indianer oder es sei eine Heilkunst aus Indien; einer Überlieferung nach soll sogar seine frühere Zimmerwirtin in Wien ihm das Geheimnis verraten haben. Aber Dr. Fitzgerald war ein gewissenhafter Beobachter und Arzt. Er studierte an der Universität von Vermont Medizin, war danach zwei Jahre an der Wiener Hals-Nasen-Ohren-Klinik, fast drei Jahre am Boston City Hospital und zwei Jahre im Central London Nose and Throat Hospital tätig. Danach wurde er Chefarzt in Connecticut. Es besteht daher kein Zweifel, daß Dr. Fitzgerald als Mediziner seine Beobachtungen gewissenhaft, sachlich und kritisch ausgewertet hat.
Nach dem Erscheinen seines Buches »Zonentherapie« im Jahre 1917 fand die Zonentherapie in Amerika als Behandlungsmethode großen Anklang. Dies ist in erster Linie darauf zurückzuführen, daß Fitzgerald sein Buch nicht für die medizinische Fachwelt, sondern mehr für interessierte Laien geschrieben hatte. In den 30er Jahren waren es vor allem Dr. Joe S. Riley, ein Schüler von Fitzgerald, und die Masseurin Eunice D. Ingham, die sich in Amerika um die Zonentherapie verdient machten. In diesen Jahren tauchte auch zum erstenmal der Begriff Reflexzonentherapie auf, nachdem man zuvor immer nur von Zonentherapie gesprochen hatte. Heute sind es in den USA Barbara und Kevin Kunz, die auf dem Gebiet der Reflexzonentherapie weiter arbeiten.
Im deutschsprachigen Raum wurde man auf die Reflexzonentherapie erst viel später aufmerksam: Die ersten Veröffentlichungen erschienen in den 60er Jahren. Stark gemacht haben sich in Deutschland für die

Reflexzonentherapie die Masseurin Hanne Marquardt und ihr Schüler A. Gärting mit ihren Arbeiten sowie der Heilpraktiker Ernst Kuppinger mit seinen Vorträgen und Veröffentlichungen. Von ärztlicher Seite erschienen von Dr. med. Niels Krack und Dr. med. Ernst Sedlacek sehr gute Abhandlungen über die Reflexzonentherapie. Aber eine wissenschaftliche Anerkennung hat die Reflexzonentherapie bis heute noch nicht gefunden, obwohl ihre Erfolge ihr die Berechtigung als Behandlungsmethode verleihen. Angewandt wird die Reflexzonentherapie überwiegend von Masseuren und Heilpraktikern, aber auch Ärzte für Naturheilkunde wenden sie an.

Die Einteilung des Körpers in Zonen

Für seine Zonentherapie teilte Dr. Fitzgerald den menschlichen Körper in Längszonen ein, und zwar vom Scheitel bis zu den Fußsohlen.
Um es vorab gleich zu sagen: Diese Zoneneinteilung Fitzgeralds hat nichts mit den Headschen Zonen zu tun, die nach dem englischen Neurologen Sir Henry Head benannt sind. Head teilte den menschlichen Körper in sogenannte Hautsegmente ein, die nachweislich einen nervlichen Bezug zu den Organen haben, auf die sie einwirken können. Dies unterscheidet die Segmenttherapie nach Head von der Reflexzonentherapie Fitzgeralds (vergleichen Sie hierzu Abbildung 1 mit der Abbildung 2).
Fitzgerald teilte den menschlichen Körper in 10 Längszonen ein: von der Körpermittellinie ausgehend, vom Kopf durch den Körperstamm bis zu den Zehen, in je 5 gleich breite Streifen auf der rechten und auf der linken Körperhälfte. Die durch diese Einteilung entstandenen Streifen nannte er Zonen und numerierte sie von 1 bis 5. Es gibt daher sowohl auf der linken als auch auf der rechten Körperhälfte eine Körperzone 1, die jeweils von der Körpermittellinie bis zu den Großzehen verläuft. Es schließen sich entsprechend auf beiden Seiten die Zonen 2, 3, 4, 5 an – die Zonen 5 als äußerste Zonen haben dann ihren Verlauf bis zu den kleinen Zehen.
Die beiden Arme sind ebenfalls in je 5 Zonen eingeteilt. Die Körperlängszonen 1 verlaufen in den Armen bis zu den Daumen, und die Längszonen 5, die äußersten, verlaufen bis zu den kleinen Fingern. Die Daumen gehören nämlich zur Körperinnenseite, man kann sagen zur Körpermittellinie, daher die Zuteilung zur Körperlängszone 1. Dies wird verständlicher, wenn wir uns aufrecht hinstellen mit am Körper anliegenden Armen. Dabei liegen die beiden Daumen automatisch am Körper an und gehören damit zur innersten Kör-

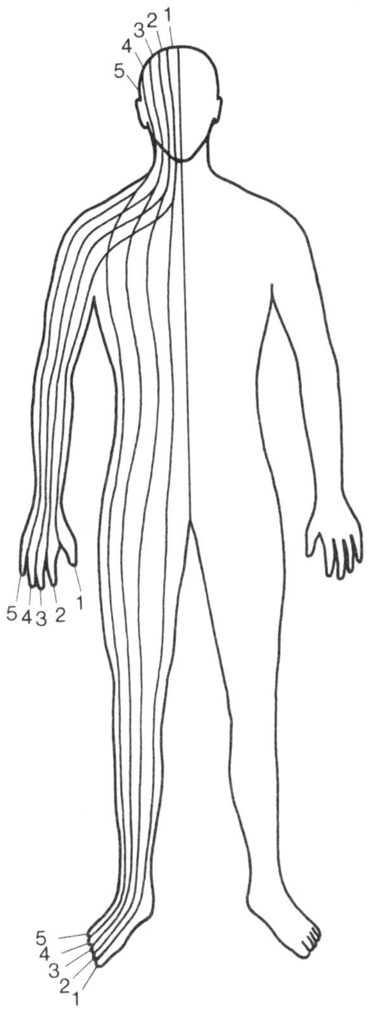

Abbildung 1:
Die Reflexzonen nach Fitzgerald

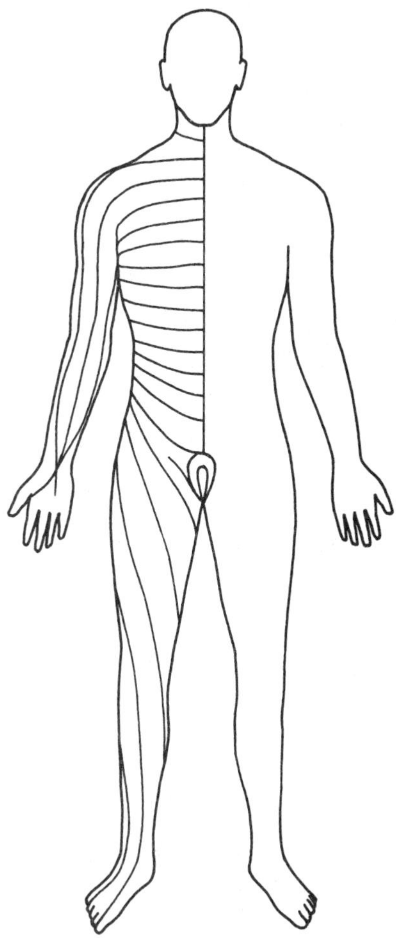

Abbildung 2:
Die Headschen Zonen

perzone, und die beiden kleinen Finger zeigen nach außen und gehören somit den Körperlängszonen 5 an.
Dem reflektorischen Verlauf in den Längszonen ist keine Richtung vorgegeben, und es besteht auch für diesen reflektorischen Verlauf keine Vorrangstellung. Das heißt, ob die Reflexe nun von den Zehen durch den ganzen Körper zu den Fingern oder von den Fingern durch den ganzen Körper zu den Zehen laufen – die Richtung ist nicht ausschlaggebend.
Aus den Erfahrungen der amerikanischen Reflexzonentherapeuten und auch aus ihrer Literatur wissen wir, daß verschiedene Körperteile immer in einer reflektorischen Verbindung stehen, so zum Beispiel

- Fußsohlen und Handteller
- Fußrücken und Handrücken
- Großzehengelenke und Daumengelenke
- Kleinzehengelenke und Kleinfingergelenke
- Fußgelenke und Handgelenke
- Kniegelenke und Ellenbogengelenke
- Hüftgelenke und Schultergelenke

Diese reflektorischen Beziehungen von Körperteil zu Körperteil betreffen immer nur dieselbe Körperseite, mit anderen Worten: rechte Fußsohle – rechter Handteller usw., niemals linke Fußsohle – rechter Handteller.
Wissenswert ist auch, daß die Fußrücken und Handrücken der Vorderseite des Körpers, der Bauchseite, zugeordnet werden und die Fußsohlen sowie Handteller der Rückenseite. Dies ergibt sich aus der Tatsache, daß bei einem hängenden Körper immer die Fußrücken und Handrücken nach vorn, die Fußsohlen sowie Handteller nach hinten zeigen. Man kann das wieder leicht an sich selbst feststellen, wenn man die Arme entspannt hängen läßt und sich so hinsetzt, daß die Füße frei baumeln können. Bei der Therapie sollte man das immer beachten, denn Organe, die mehr der Körpervorderseite zugeordnet sind, sprechen reflektorisch mehr auf die Reflexzonen auf den Fuß- und Handrücken an, die mehr zur Wirbelsäule, der Rückenseite, hin gelegenen mehr auf die Zonen auf den Fußsohlen und Handtellern.
Bevor ich nun die einzelnen Reflexzonen an Füßen und Händen ausführlich beschreibe, möchte ich Ihnen kurz erklären, wie Sie die Reflexzonentherapie anwenden können und was Sie davon haben.

Was bietet uns die Reflexzonentherapie?

Die Reflexzonentherapie bietet die Möglichkeit, über die Beeinflussung von Reflexzonen an den Füßen und den Händen mit den verschiedensten Organen, Organfunktionen und Körperteilen in Verbindung zu treten. Die Füße und die Hände spielen hierbei eine wichtige Rolle, für die Reflexzonentherapie gehören sie zu den wichtigsten Organen. Sie nämlich sind es – wir wollen sie hier als »Sender« bezeichnen – , die den ausgeübten Tiefendruck auf eine Reflexzone auf der Fußsohle oder eine Massage am Handteller an das der Zone zugeordnete Organ, das wir hier entsprechend »Empfänger« nennen, reflektorisch weitergeben.

Ein jeder Mensch kann daher über die Füße und die Hände eine reflektorische Verbindung zu den verschiedensten Organen und Körperteilen herstellen. Diese Verbindung kann er dann nutzen, um sein Wohlbefinden zu verbessern. Man kann zum Beispiel auf die Hormondrüsen Einfluß nehmen, wobei hier verschiedene Zonen massiert oder bearbeitet werden müssen, um diese Drüsen zu stimulieren oder zu aktivieren.

Dabei darf man natürlich nicht erwarten, daß nach einer einmaligen Anwendung sofort eine spürbare Reaktion vorhanden ist. Der Körper beziehungsweise der Organismus muß ja auf die Zeichen oder Signale, die er durch die Therapie erhält, eine Antwort finden. Aber wenn man die Massagen mit Ausdauer und Geduld ständig und regelmäßig wiederholt, wird sich der Erfolg einstellen. Mit Ungeduld kann man nichts bewirken, ebensowenig, wenn man an einem Tag dreimal massiert und dann fünf Tage Pause macht. Der Körper belohnt unsere Bemühungen nur, wenn wir beharrlich sind und die Therapie gleichmäßig anwenden.

Dies ist übrigens eine wesentliche Gemeinsamkeit aller naturgemäßen Heilverfahren. Man erreicht damit im allgemeinen keine sofortige Ausschaltung akuter Krankheitszeichen, langfristig dagegen eine tiefgreifende Umstimmung des Körpers und die Beseitigung oft verborgener Krankheitsursachen.

Gerade die Reflexzonentherapie bietet die Möglichkeit zum Abbau von Spannungszuständen in den Organen und im gesamten Körper, das bedeutet, man wird weniger streßanfällig und spart Energie. Dadurch werden wir ausgeglichener, gesünder, und unser Wohlbefinden steigt. Dies ist eine der wesentlichen positiven Wirkungen, die man mit der Reflexzonentherapie erzielen kann, und zwar völlig ohne Arzneimittel und mit einem geringen Zeitaufwand. Unser Körper wird uns mit Gesundheit und Wohlbefinden dafür entschädigen.

Die Reflexzonentherapie ist nämlich keineswegs nur eine Behandlungsmethode für den kranken Menschen, sondern nützt auch zur Vorbeugung und Fithaltung – jedoch auch hier nur dann, wenn sie regelmäßig angewandt wird. Sie dient zur Anregung und Aktivierung erschöpfter Organe und Organfunktionen, zur Entspannung und Regulierung eines körperfreundlichen Energieflusses. Dies zeigen die Erfolge, die mit ihr erzielt werden.

Allein schon diese bis jetzt erwähnten Anwendungsgebiete der Gesundheitsvorsorge würden ausreichen, um die Reflexzonentherapie zu befürworten. Aber die Möglichkeiten ihrer Anwendung sind noch nicht erschöpft, denn die Behandlung von Beschwerden und Krankheiten ist eine ebenso wichtige Domäne dieser Methode. Darauf kommen wir aber erst im Kapitel »Therapie« zurück, wo dies eingehend besprochen wird.

Zusammenfassend kann man sagen, daß sich die Reflexzonentherapie dem Gesunden wie dem Kranken als Hilfe anbietet; man muß sie nur anwenden, um den Nutzen davon zu haben. Ihre Anwendung gibt dem vielzitierten »mündigen Patienten« die Möglichkeit, selbst etwas für seine Gesundheit zu tun.

Ein Minimum an Zeitaufwand für unsere Gesundheit

Den schon erwähnten Zeitaufwand sollte man nicht scheuen, um für seinen Körper etwas Gutes zu tun. Wann man die Therapie durchführt, bleibt jedem selbst überlassen; ob nach der morgendlichen Toilette, während der Mittagspause oder in den Abendstunden – eine passende Gelegenheit, sein Therapieprogramm zu absolvieren, findet ein jeder in seinem Tagesablauf.

Überlegen Sie daher genau, wann Sie die günstigste Gelegenheit haben, damit Sie die benötigte Zeit auch wirklich aufwenden können. Sollte es daher morgens nicht regelmäßig gehen, verlegen sie es lieber auf den Mittag oder den Abend. Und halten Sie sich für die benötigte Zeit auch wirklich frei, denn wenn man immer wieder zur Uhr schauen muß, ständig unter Zeitdruck steht, oder auch bei anderen störenden Einflüssen kann man eine Reflexzonenmassage nicht optimal durchführen. Man sollte in einer gelockerten und ruhigen Verfassung sein, um sich vollkommen auf seine Anwendungen konzentrieren zu können. Daher sind Ablenkungen und Störungen von der Umwelt zu vermeiden.

Die so oft gegebene Empfehlung, man könne die Reflexzonentherapie immer und überall durchführen, sei es im Büro, im Zug, im Bus, vor dem Fernseher, lehne ich entschieden ab, denn unter solchen Voraussetzungen ist es kaum möglich, die nötige Sorgfalt und Gewissenhaftigkeit bei der Anwendung walten zu lassen. Zusätzlich spielen noch andere Faktoren eine Rolle: Gerade bei solchen Blitzanwendungen fehlt ja vollkommen die Zeit, die zu massierenden Reflexzonen richtig zu befühlen und zu betasten, um festzustellen, ob an diesen Stellen Veränderungen eingetreten sind, ob sie weniger oder mehr schmerzempfindlich sind und anderes mehr, was wir bei einer mit Sorgfalt ausgeführten Anwendung beachten müssen. Man muß sich nur einmal vor Augen halten, daß ein Masseur seine Massagen ja auch nicht in einem fahrenden Auto durchführt und ein Arzt seine Patienten nicht in einem Konzertsaal behandelt. Und kaum ein Vorgesetzter wäre begeistert, wenn seine Sekretärin täglich mit einem Hilfsmittel wie dem Fußroller unter dem Schreibtisch umherrollen würde.

Dies sind also alles keine Empfehlungen für eine richtig angewandte Reflexzonentherapie. Für eine Behandlung braucht man die notwendige Zeit, Ruhe und die nötige Aufmerksamkeit. Wenn man diese Voraussetzungen nicht schaffen kann oder will, kann man von der Reflexzonenbehandlung auch keinen Erfolg erwarten, ebensowenig wie von einer jeden anderen Therapiemethode.

Eine wesentliche weitere Bedingung für eine nutzbringende Reflexzonenbehandlung ist, daß sich jeder sein für ihn passendes Programm zusammenstellt. Wie dieses Programm beim einzelnen aussieht, hängt immer von den Beschwerden ab, die er angehen möchte.

Vorab sei gesagt, daß dieses Behandlungsprogramm am Anfang nicht zu umfangreich sein sollte. Nachdem man sein Programm mit den nötigen Massagegriffen drei- bis viermal durchgegangen ist, wird sich die benötigte Zeitspanne durch die erworbene Routine auf ein Minimum reduzieren.

Das persönliche Therapieprogramm

Damit man das angestrebte tägliche Programm in der nötigen Ruhe und Entspanntheit durchführen kann, muß man täglich ungefähr 20 Minuten Zeit aufwenden. Diese 20 Minuten sollten in den Tagesablauf so eingeplant werden, daß man sie nicht als Belastung empfindet; nach Möglichkeit also nicht gerade zwischen zwei wichtigen Terminen oder Besprechungen. Denn gerade nach einer Reflexzonenbehandlung tut eine kleine Erholungs- und Entspannungszeit dem Körper gut, in der er die ihm gegebenen reflektorischen Informationen verarbeiten kann. Nehmen Sie sich für den Anfang oder den Einstieg in die Reflexzonentherapie nicht zuviel Teilgebiete vor. Zunächst sollte das Gebiet behandelt werden, das Sie als das wichtigste ansehen. Wenden Sie von den angebotenen speziellen Techniken die an, die Ihnen am Anfang am besten von der Hand geht, mit der Sie locker und ohne Verkrampfung arbeiten können.

Bei jeder Reflexzonenbehandlung sollten Sie drei Massagedurchgänge an den Füßen und, wenn erforderlich, an den Händen durchführen. Nach einiger Einarbeitung ist es für Sie dann ein leichtes, in den vorgesehenen 20 Minuten Ihr Programm ohne jegliche Anstrengung und Ablenkung zu absolvieren.

Und so können Sie Ihr persönliches Programm vorbereiten:

– Sie legen die günstigste Tageszeit und den geeigneten Ort für die Reflexzonenbehandlung fest.
– Sie bestimmen die Reflexzonen, das heißt die Gebiete, die bearbeitet werden sollen.
– Sie machen sich mit der anzuwendenden Technik vertraut.
– Sie denken daran, daß Sie immer drei Massagedurchgänge für jede Anwendung durchführen.

Nach diesen Vorbereitungen kann die regelmäßige Arbeit beginnen.

Wenn Sie das Programm nach der vorgegebenen Anleitung eine Woche lang durchgeführt haben, sollten Sie auf Ihre Bemühungen zurückblicken und versuchen festzustellen, was Sie in dieser Zeit erreicht haben.

– Bemerken Sie schon eine Reaktion?
– War das, was Sie sich vorgenommen hatten, eventuell zuviel?
– Konnten Sie die Zeit einhalten und das vorgesehene Gebiet gut dreimal massieren?
– Haben Sie konsequent jeden Tag massiert? Oder mußten Sie aus irgendeinem Grund eine Pause einlegen?

Gehen Sie die Fragen ehrlich gegen sich selbst durch, und suchen Sie den Grund, falls es nicht wie erwünscht geklappt hat.

Wenn die eingeplante Zeit für Ihr Programm nicht ausgereicht hat, haben Sie sich sicher für den Anfang ein zu umfangreiches Gebiet vorgenommen. Oder war Ihnen das Ganze zuviel? Dann überdenken Sie einmal die Zusammenstellung Ihres Programms, und legen Sie hierfür einen Tag Pause ein. Lassen Sie sich keinesfalls entmutigen! Beginnen Sie

nochmals von vorn, aber nur mit einem Bereich, beispielsweise der Wirbelsäule. Zeigen Sie Durchhaltevermögen!
Nach einer weiteren Woche halten Sie wieder Rückschau, und wenn Sie Ihr Programm jetzt konsequent durchgeführt haben, wird Ihnen der Erfolg ein Ansporn sein, um ein weiteres Gebiet in Ihren Massageplan einzufügen. Denn ein abwechslungsreiches Programm bringt zusätzlichen Nutzen, weil Sie damit verschiedene Körperorgane anregen und dadurch eine bessere Funktion erzielen.
Vergessen Sie nie, daß Regelmäßigkeit und Ausdauer auf Ihrem Arbeitsplan ganz oben stehen sollten, denn nur sie führen zum erwünschten Erfolg.
Anhand dieser kurzen Zusammenstellung sehen Sie nun, welche Arbeit auf Sie zukommt, denn die Reflexzonentherapie ist keine »Fünfminutenbehandlung«, die man so nebenbei in der Frühstückspause durchführen kann. Aber wenn Sie die genannten Voraussetzungen geschaffen haben, wird Ihnen die Therapie auch Freude machen – und dies ist schon fast die halbe Arbeit.
In den folgenden Kapiteln werden nun die Reflexzonen beschrieben, damit Sie sich Ihr individuelles Programm zusammenstellen können.

Die Reflexzonen an den Füßen

Unsere Körperorgane mit ihren verschiedenen Funktionen und einige Körperteile, die überwiegend zum Stützapparat gehören, werden auf unseren Füßen und hier vor allem auf den Fußsohlen als Reflexzonen wie auf einer Straßenkarte wiedergegeben. Ähnlich verhält es sich an den Händen, nur sind hier einige Organe nicht so ausgeprägt als Reflexzonen zu finden wie auf den Fußsohlen und daher von den Händen aus weniger gut zu beeinflussen.
Die Organe sind im Verhältnis zu ihrer wirklichen Größe auf einem relativ kleinen Raum an den Füßen und Händen reflektorisch wiedergegeben. Dabei sind die einzelnen Reflexzonen von verschiedener Größe und Ausdehnung. Die größeren Organe, wie etwa die Leber, die Lungen usw., beanspruchen ein größeres Gebiet und erstrecken sich in ihrer Ausdehnung über mehrere Körperlängszonen. Dies ergibt sich aus dem Verlauf der Längszonen durch den Körper. Durch diese Zoneneinteilung werden die Organe auch in sogenannte Scheiben »geschnitten«, dies ist bedingt durch die charakteristische Lage der verschiedenen Organe. Auf der Abbildung 3 können Sie das deutlich erkennen. Hieraus werden wir jedoch später noch eingehen.

Der Aufbau des Fußes

Mit der Beschreibung des Fußes wollen wir beginnen und uns dabei zuerst kurz mit seinem Aufbau und seiner Funktion befassen.

Das Fußskelett

Das Skelett des Fußes besteht insgesamt aus 26 Knochen. Den vorderen Abschnitt des Fußskeletts bilden die Zehen; mit Ausnahme der Großzehe besteht jede Zehe aus drei Gliedern: dem Endglied, dem Mittelglied und dem Grundglied. Die Großzehe besitzt nur zwei Glieder: das Endglied und das Grundglied. Die fünf Mittelfußknochen (gekennzeichnet I bis V) schließen sich an die Zehengrundglieder an. In einer Reihe querliegend, reihen sich die drei Keilbeine und das Würfelbein an die Mittelfußknochen. Den Anschluß an die Keilbeine bildet dann das Kahnbein, und der letzte Abschnitt besteht aus dem Sprungbein und dem Fersenbein. Wenn Sie sich die Abbildung 4 ansehen, wird es Ihnen nicht schwerfallen, sich auf Ihren eigenen Füßen zu orientieren und die Lage der einzelnen Fußknochen zu bestimmen.
Die Fußgelenke spielen eine wichtige Rolle: Sie sind für die Beweglich-

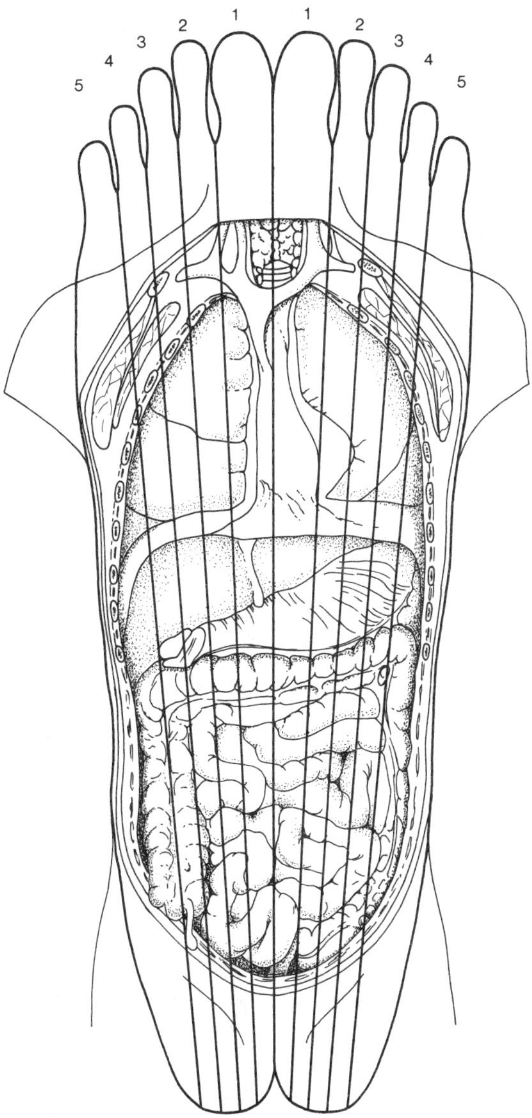

Abbildung 3: Lage der Organe in den Reflexzonen

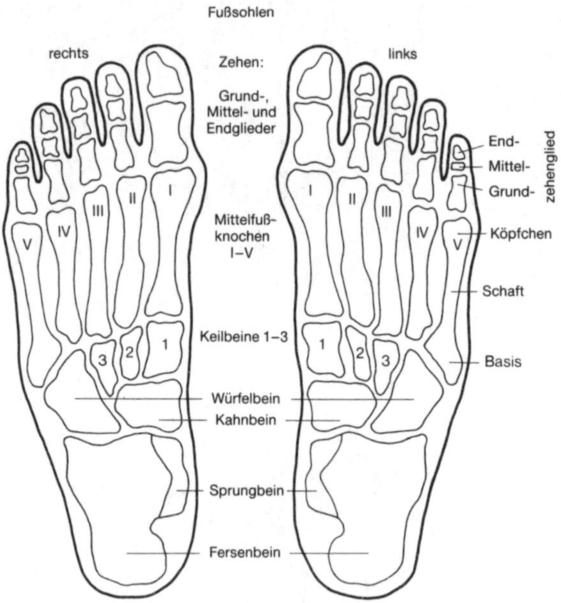

Abbildung 4: Die Knochen der Füße

keit des Fußes zuständig. Wieder von den Zehen aus gesehen, kommen zuerst die Zehengelenke, dann die Zehengrundgelenke, Fußwurzel-Mittelfuß-Gelenk, Kahnbein-Keilbein-Gelenk und schließlich das obere, das vordere und das hintere Sprunggelenk. Die Lage der Gelenke können Sie auf Abbildung 5 sehen.

Muskeln und Haut

Die Muskeln des Fußes mit ihren Sehnen und Bändern halten das Fußskelett zusammen und geben dadurch dem Fuß seine Form.

Die Haut, die den Fuß ebenso wie den gesamten Körper umschließt, ist am Fußrücken dünn und leicht verschiebbar, an der Fußsohle dagegen derber, mit ihrer Unterlage, dem Unterhautgewebe, verwachsen und mit außerordentlich vielen Schweißdrüsen versehen.

Wenn Sie sich nun auf Ihrem Fuß orientieren können, werden Sie auch die Reflexzonen finden.

Die Reflexzonen des Stützapparats auf den Fußsohlen

Bei der Beschreibung der Reflexzonen des Stützapparats beginnen wir mit der Wirbelsäule, dann gehen wir über den Schultergürtel abwärts zur Hüfte.

Die Wirbelsäule

Die Reflexzone für die Wirbelsäule verläuft über die beiden Körperlängszonen 1. Die Wirbelsäulenreflexzone finden wir an der Großzehenseite des Fußes am Übergang von der Fußinnenseite zur Fußsohle, an der Knochenkante des Fußgewölbes. Sie unterteilt sich in drei Unterzonen, und zwar in die der Hals-, der Brust- und der Lendenwirbelsäule.

Die Reflexzone der Halswirbelsäule befindet sich auf der Fußsohlenseite des Grundgliedes der Großzehe. Reflektorisch ist die Halswirbelsäule mehr zur Großzehe hin orientiert.
Die Zone der Brustwirbelsäule finden wir auf der Knochenkante des I. Mittelfußknochens.
Die Reflexzone der Lendenwirbelsäule, des Kreuzbeins und des Steißbeins sind auf den Knochenkanten des Keilbeins und Kahnbeins zu finden. Speziell ist die Lendenwirbelsäule mit ihren reflektorischen Verbindungen mehr zur Ferse hin ausgerichtet.
Der gesamten Wirbelsäule kommt bei der Reflexzonentherapie eine besondere Bedeutung zu, da ja aus den Wirbelkörpern die Nerven austreten, die den ganzen Organismus versorgen und beeinflussen.

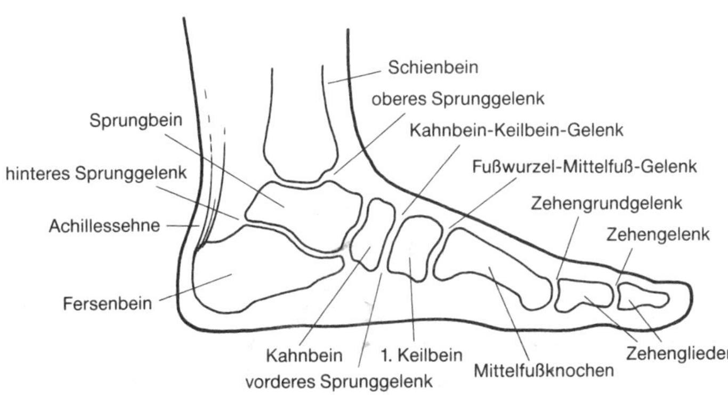

Abbildung 5: Lage der Fußgelenke

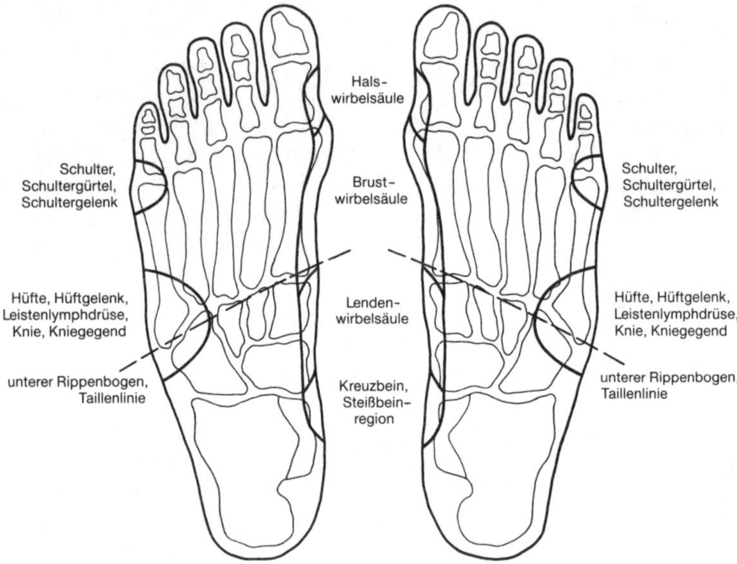

Abbildung 6: Die Reflexzonen des Stützapparats

Der Schultergürtel
Zum Stützapparat gehören außerdem der Schultergürtel und die Hüfte.
Die reflektorischen Zonen für die Schulter, den Schultergürtel und das Schultergelenk befinden sich im Bereich des Grundgelenks der fünften Zehe (kleine Zehe) und an der Basis des Grundgliedes der kleinen Zehe sowie dem Köpfchen des V. Mittelfußknochens in der Fußlängszone 5. Von diesem Reflexfeld aus kann auch die Achsellymphdrüse beeinflußt werden.

Die Hüfte
Die Reflexzone für die Hüfte finden wir ebenfalls in der Fußlängszone 5; sie dehnt sich jedoch bis in die Zone 4 aus. Sie beginnt hier an der Basis des V. Mittelfußknochens, zieht sich im Halbkreis bis zur Basis des IV. Mittelfußknochens und umfaßt mit die-

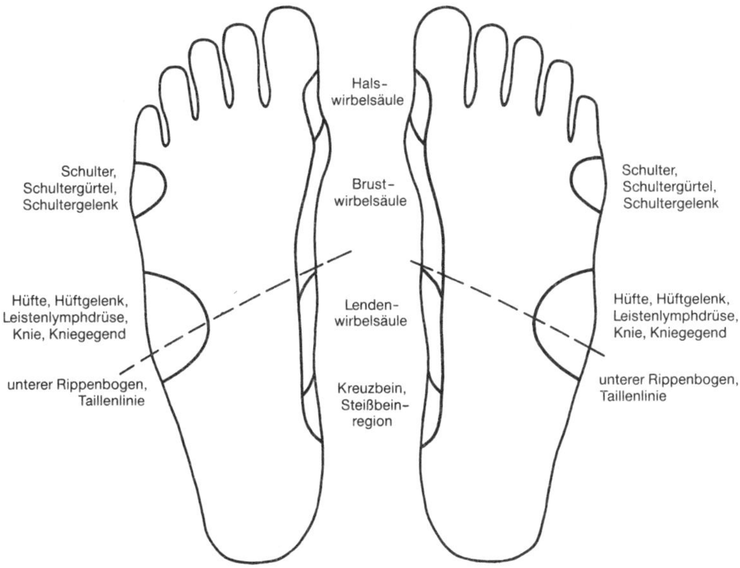

Abbildung 7: Die Reflexzonen des Stützapparats

sem Halbkreis noch einen Teil vom Schaft des V. Mittelfußknochens und vom Würfelbein. Von diesem Reflexfeld aus können wir Einfluß nehmen auf die Hüfte, das Hüftgelenk, das Leistendrüsensystem, das Knie und die Kniegegend.

Damit Sie die Lage der Reflexzonen des Stützapparats leichter finden, schauen Sie sich die Abbildungen 6 und 7 genau an.

Die Reflexzonen des Kopfes auf den Fußsohlen

Als nächstes werden die Reflexzonen beschrieben, die für den Kopf zuständig sind. Mit ihrer Beschreibung wollen wir von oben nach unten beginnen, also vom Scheitel abwärts.

Der Scheitel
Die Reflexzone für den Scheitel (das Schädeldach) hat ihr Reflexgebiet auf der Kuppe der beiden Großzehen in der Fußlängszone 1.

Das Gehirn
Das Reflexfeld des Gehirns finden wir in der Fußlängszone 1, und zwar auf der Fußsohlenseite auf der Fläche des Endgliedes der Großzehen.

Die Schädelbasis
Die Schädelbasis dagegen hat ihr Reflexfeld an der Basis des Endgliedes und am Köpfchen des Grundgliedes der beiden Großzehen in der Fußlängszone 1 auf allen vier Seiten.

Epiphyse und Hypophyse
Die Reflexzonen für Epiphyse (Zirbeldrüse) und Hypophyse (Hirnanhangdrüse) liegen ganz eng beieinander in der Schädelbasiszone an der Fußinnenseite der Großzehe in der Längszone 1, an der Basis des Großzehen-Endgliedes und am Köpfchen des Grundgliedes.

Das Gesicht
Die Reflexzone für das Gesicht finden wir auf den Großzehennägeln.

Siebbeinzellen und Hals-Nasen-Rachen-Raum
Die Reflexzonen der zu den Nasennebenhöhlen gehörenden Siebbeinzellen sowie des Hals-Nasen-Rachen-Raums liegen in den Fußlängszonen 1, und zwar an der Fußinnenseite, an der großen Zehe in der Mitte des Endgliedes bis zur Mitte des Grundgliedes hin.

Die Stirnhöhle
Die Stirnhöhle hat ihr Reflexgebiet in den Fußlängszonen 2 und 3, und zwar auf den Kuppen der zweiten und dritten Zehe.

Die Augen
Die Reflexzone der Augen befindet sich jeweils in den Fußlängszonen 2 und 3 am Mittelglied der zweiten und dritten Zehe an allen vier Seiten.

Die Ohren
Die Reflexzone für die Ohren finden wir in der Fußlängszone 4 und 5 am Mittelglied der vierten und fünften Zehe an allen vier Flächen.

Die Mandeln
Das Reflexfeld der Mandeln (Tonsillen) befindet sich in den Fußlängszonen 1 und 2 an der Innenseite der zweiten Zehe und der Außenfläche der Großzehe, jeweils an der Basis der beiden Zehengrundglieder und vor der Hautfalte zwischen den beiden Zehen.

Die Zähne
Die Zahnreflexzone verläuft durch die Fußlängszonen 1 bis 5 an der Basis aller Zehengrundglieder, an den Seitenflächen und vor der Hautfalte zwischen den Zehen.

Die Reflexzonen des Hals-, Brust- und Bauchraums auf den Fußsohlen

Als letztes Gebiet der Reflexzonen auf den Fußsohlen werden nun die Zonen des Hals-, Brust- und Bauchraums beschrieben.

Der Kehlkopf

Für den Kehlkopf finden wir die Reflexzone in der Längszone 1 im Anschluß an die Zone des Hals-Nasen-Rachen-Raums; sie verläuft bis zum Großzehen-Grundgelenk, und zwar am Übergang von der Fußinnenseite zur Fußsohle, aber schon mehr auf der Fußsohle.

Die Luftröhre

Die Reflexzone der Luftröhre verläuft in der Fußlängszone 1 bis zur Grenzlinie der Längszone 1 und 2, und zwar vom Großzehen-Grundgelenk und dem Köpfchen des I. Mittelfußknochens bis zum Beginn des Lungenstiels (Hilus) auf der oben genannten Grenzlinie.

Die Speiseröhre

Der Verlauf der Reflexzone für die Speiseröhre beginnt ebenfalls am Ende der Kehlkopfzone und verläuft nur in der Fußlängszone 1 bis etwa eine Kleinfingerbreite oberhalb der Basis des I. Mittelfußknochens (Beginn der Magenzone).

Der Lungenstiel

Der Lungenstiel (Hilus) hat sein Reflexgebiet an der Basis des zweiten Zehengrundgliedes, an der Grenzlinie der Fußlängszonen 1 und 2. Hier beginnt auch das Reflexfeld für die Lungen.

Lungen und Bronchien

Die Reflexzonen der Lungen und der Bronchien verlaufen in den Fußlängszonen 2 bis 4, und zwar an der Basis der Zehengrundglieder der zweiten bis vierten Zehe und an den Köpfchen der Mittelfußknochen II bis IV.

Die Schilddrüse

Die Reflexzone der Schilddrüse befindet sich auf der Fußsohle in der Längszone 1 im Gebiet des Großzehen-Grundgelenkes, der Basis des Grundgliedes und auf dem Köpfchen des I. Mittelfußknochens.

Der Thymus

Den Thymus (Thymusdrüse) finden wir als Reflexfeld wiedergegeben in der Fußlängszone 1 auf dem Köpfchen des I. Mittelfußknochens und als Verlängerung am Schaft des Mittelfußknochens in Richtung Fußsohlenrand.

Das Herz

Die Reflexzone des Herzens befindet sich in der Fußlängszone 2 auf der linken Fußsohle. Sie erstreckt sich unterhalb des Köpfchens des II. Mit-

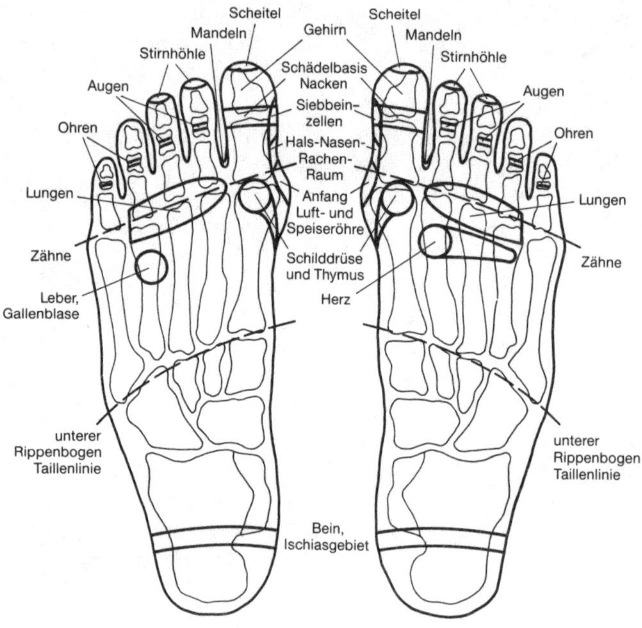

Abbildung 8: Die Reflexzonen des Kopf-, Hals- und Brustraums

telfußknochens und kann sich dann quer ausdehnen bis zur Fußlängszone 4. In der gleichen Anordnung finden wir das Herz als Reflexzone auf dem Fußrücken. Im gleichen Verlauf kann auf der rechten Fußsohle ebenfalls eine Reflexzone des Herzens liegen.

Damit Sie die Lage der bis jetzt beschriebenen Reflexzonen für den Kopf, den Hals und den Brustraum auf den Fußsohlen leicht finden, schauen Sie sich die beiden Abbildungen 8 und 9 genau an. Indem Sie die Abbildungen mit den eingezeichneten Reflexzonen immer wieder betrachten und dann die entsprechenden Reflexzonen am eigenen Fuß befühlen, gibt Ihnen das eine wachsende Sicherheit bei ihrer Bestimmung.

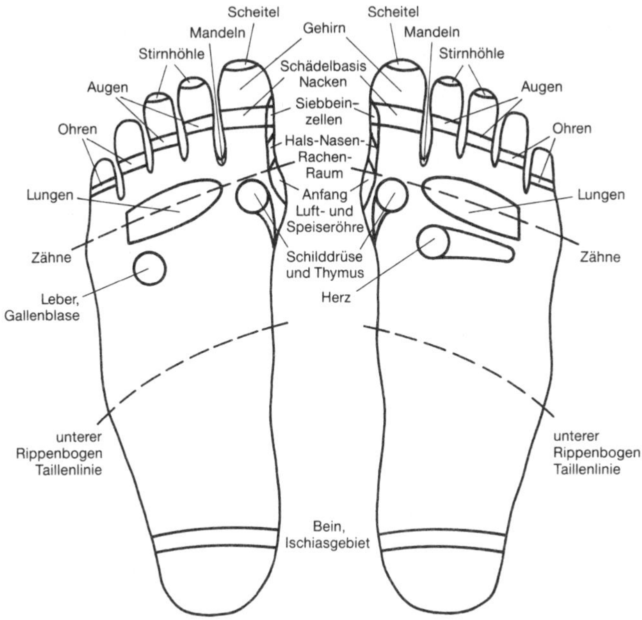

Abbildung 9: Die Reflexzonen des Kopf-, Hals- und Brustraums

Leber, Gallengänge und Gallenblase

Die Reflexzonen der Leber, der Gallengänge und der Gallenblase finden wir in den Fußlängszonen 4 und 5 auf der rechten Fußsohle, und zwar hier auf den Köpfchen des IV. und V. Mittelfußknochens sowie zum Teil noch auf dem Schaft dieser Mittelfußknochen. Das Reflexfeld der Leber kann sich aber bis zur Fußlängszone 2 ausdehnen. Die Gallenblase und die Gallengänge haben im Bereich des Köpfchens des IV. Mittelfußknochens ihre Reflexzone, und zwar auf der rechten Fußsohle.

Magen und Zwölffingerdarm

Nun wollen wir uns dem Magen und dem Zwölffingerdarm zuwenden. Das Reflexgebiet hierfür finden wir auf der rechten und linken Fußsohle in den Fußlängszonen 1 und 2. Dieses Reflexfeld erstreckt sich von der Basis des II. und I. Mittelfußknochens bis hin zum Rand der Fußsoh-

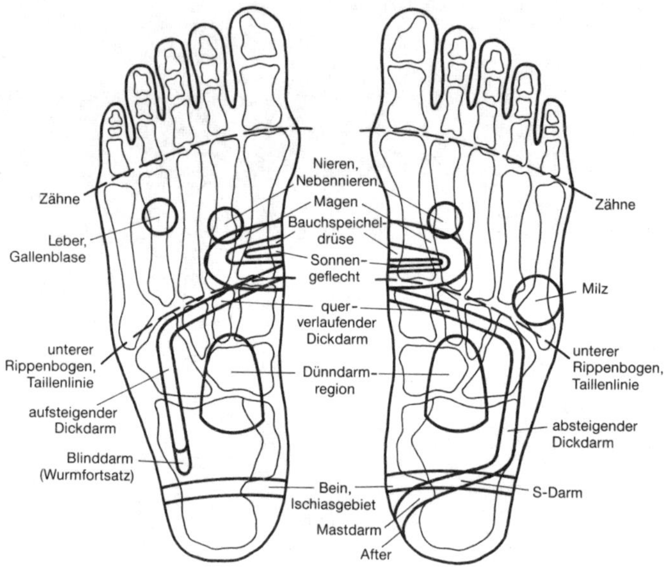

Abbildung 10: Die Reflexzonen des Bauchraums

len-Innenseite und liegt etwa kleinfingerbreit vor der Gelenkspalte des Fußwurzel-Mittelfuß-Gelenks in Richtung Zehen.

Die Bauchspeicheldrüse

Die Reflexzone der Bauchspeicheldrüse (Pankreas) befindet sich in den Fußlängszonen 1 und 2 auf der linken Fußsohle und zieht sich bis zu ihrem Rand an der Fußinnenseite hin, kann aber eventuell auch auf der rechten Fußsohle in gleicher Anordnung vorkommen. Sie liegt ein klein wenig oberhalb des Fußwurzel-Mittelfuß-Gelenks in Richtung Zehen, aber noch im Bereich der Basis des II. und I. Mittelfußknochens.

Das Sonnengeflecht

Das Sonnengeflecht (Solarplexus, Nervengeflecht im Oberbauch) ist als Reflexzone im Reflexgebiet des Magens, des Zwölffingerdarms und der Bauchspeicheldrüse zu finden, allerdings in diesem Bereich nur in

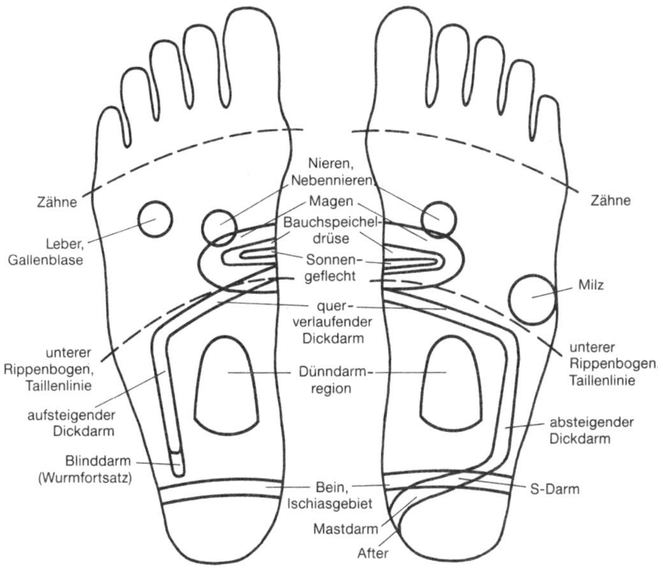

Abbildung 11: Die Reflexzonen des Bauchraums

der Fußlängszone 1 auf der rechten und linken Fußsohle.

Nieren und Nebennieren

Die Nieren und die Nebennieren sind paarige Körperorgane. Daher liegen ihre Reflexzonen auf beiden Fußsohlen jeweils im Anschluß an die Magenzone in den Fußlängszonen 2 und hier auf dem Schaft des II. Mittelfußknochens, etwa daumenbreit vom Fußwurzel-Mittelfuß-Gelenk entfernt in Richtung Zehen.

Der Darm

Der querverlaufende Dickdarm hat seine Reflexzone auf den beiden Fußsohlen in den Längszonen 1 bis 4, jeweils im gleichen Verlauf: vom Fußsohleninnenrand, Zone 1, von der Gelenkspalte des Fußwurzel-Mittelfuß-Gelenks bis einschließlich Fußlängszone 4, und zwar hier über die Basis der Mittelfußknochen I bis IV sowie über die Knochenkanten der drei Keilbeine und einen Teil des Würfelbeins.

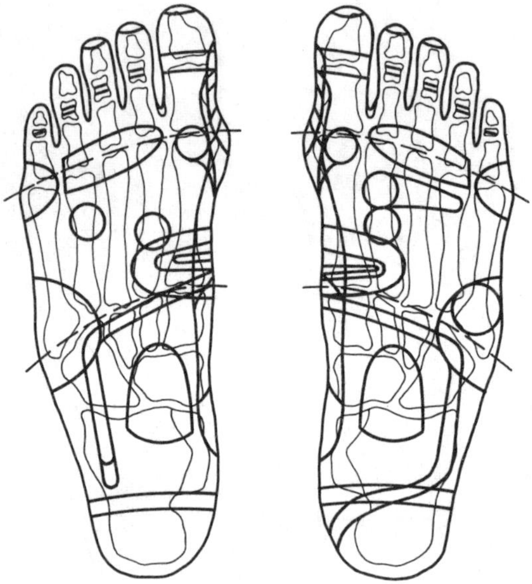

Abbildung 12: Alle Reflexzonen auf der Fußsohle

Den aufsteigenden Dickdarm finden wir als Reflexzone nur auf der rechten Fußsohle, und zwar in den Längszonen 5 und 4, von der Mitte der inneren Fersenbeinkante aufwärts über das Würfelbein bis zur Gelenkspalte des Fußwurzel-Mittelfuß-Gelenks. Hier, an der Basis des V. und IV. Mittelfußknochens, schließt sich die Reflexzone an die des querverlaufenden Dickdarms an.

Der Wurmfortsatz des Blinddarms (oft fälschlicherweise als »Blinddarm« bezeichnet) ist als Reflexzone nur auf der rechten Fußsohle in der Fußlängszone 4 und auf der Grenzlinie zur Zone 5 zu finden, am Ende des vorderen Sprunggelenks in Richtung Ferse am Ende des Fußgewölbes. Von dieser Zone aus beginnt auch die Reflexzone des aufsteigenden Dickdarms.

Die Reflexzone des absteigenden Dickdarms befindet sich nur auf der linken Fußsohle und verläuft als absteigende Fortsetzung des querlie-

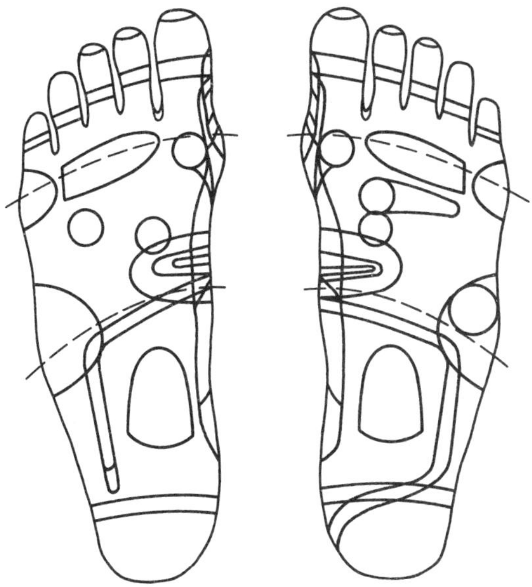

Abbildung 13: Alle Reflexzonen auf der Fußsohle

genden Dickdarms. Sie zieht sich in den Fußlängszonen 4 und 5 abwärts Richtung Ferse, und zwar von der Basis des IV. und V. Mittelfußknochens bis ans Ende des Gelenkspalts des vorderen Sprunggelenks, das heißt also bis zum Ende des Fußgewölbes.

Im Anschluß an den absteigenden Dickdarm folgt der sogenannte S-Darm, so benannt wegen seines S-förmigen Verlaufs. Als Reflexzone ist der S-Darm wiedergegeben als Anschlußstück des absteigenden Dickdarms und zieht sich von der Fußlängszone 5 aus quer über die Fußsohle bis zum Fußsohlen-Innenrand in der Längszone 1 hin. Hier verläuft er vom Ende des Gelenkspalts des vorderen Sprunggelenks (Ende des Fußgewölbes) über das Fersenbein und das Sprungbein bis zum inneren Fußsohlenrand (genauer gesagt zum Fersenrand).

Die Reflexzonen des Mastdarms und des Afters sind jeweils wieder auf beiden Fußsohlen zu finden. Sie verlaufen hier in den Fußlängszonen 1, als Fortsetzung der S-Darm-Zone vom Ende des Fußgewölbes bis hin zum hinteren Fersenrand. Dabei liegen sie auf dem Übergangsstreifen von der Fußinnenseite zur Fußsohle, hier jedoch mehr auf der Fußsohlenkante.

Sehr ausgeprägt ist der Dünndarm als Reflexfeld auf der rechten und der linken Fußsohle wiedergegeben. Er dehnt sich von der Fußlängszone 1 bis zur Fußlängszone 4 und liegt innerhalb des Winkels, den die Reflexzone des Dickdarms in ihrem Verlauf auf der rechten Fußsohle bildet. Auf der linken Fußsohle dagegen ist die Dickdarm-Reflexzone mehr U-förmig, und dieses gegen die Fußsohlen-Innenseite offene U umschließt hier das Reflexgebiet des Dünndarms. Im Verlauf der Dünndarm-Reflexzone werden mehrere Fußknochen berührt: das Würfelbein, das Kahnbein, das Sprungbein und das Fersenbein.

Die Milz

Als letztes Organ des Körperabschnitts Hals-, Brust- und Bauchraum folgt noch die Milz. Ihre Reflexzone finden wir in der Fußlängszone 5, aber nur auf der linken Fußsohle und hier oberhalb des Gelenkspalts des Fußwurzel-Mittelfuß-Gelenks in Richtung Kleinzehe, auf der Basis und zum Teil auf dem Schaft des V. Mittelfußknochens.

Wo genau die Reflexzonen der in diesem Abschnitt besprochenen Organe auf den Fußsohlen zu finden sind, können Sie anhand der Abbildungen 10 und 11 leicht erkennen.

Damit Sie sich auf den Fußsohlen besser orientieren können, habe ich die dort gelegenen Reflexzonen in die besprochenen drei Teilstücke unterteilt und mit den entsprechenden Abbildungen (6 bis 11) illustriert. Auf den Abbildungen 12 und 13 wurden nun diese Teilstücke zusammengefügt, so daß Sie eine vollständige »Karte« aller Fußsohlen-Reflexzonen vor sich haben. Anhand der letztgenannten Abbildungen sollten Sie sich dann orientieren, wenn Sie mit der Reflexzonentherapie schon etwas vertraut sind, denn zu Beginn einer Reflexzonenbehandlung kann ein Bild mit zu vielen Einzeldarstellungen störend und verwirrend wirken.

Daher rate ich Ihnen, lieber am Anfang ein paar Seiten im Buch umzublättern und nachzusehen, als sich an der Gesamtdarstellung zu orientieren, auf der aus Platzgründen alles etwas gedrängt und ineinander verlaufend wirkt, gerade weil die einzelnen Reflexzonen auf den Fußsohlen sehr eng beieinander liegen.

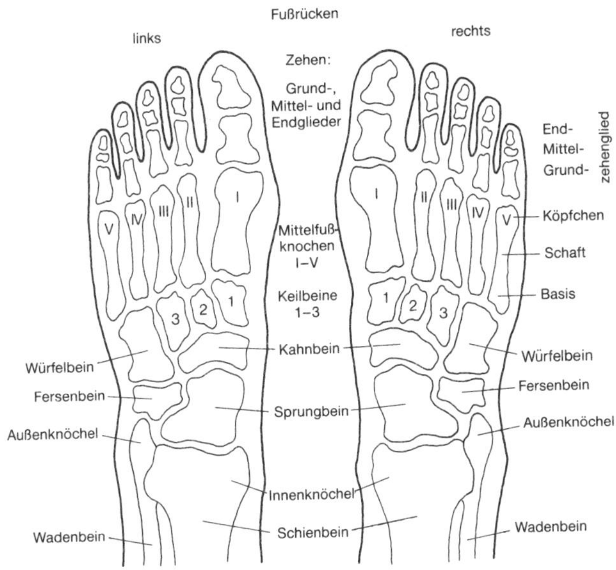

Abbildung 14: Fußskelett, von den Fußrückenseiten gesehen

Die Reflexzonen auf den Fußrücken

Die im folgenden beschriebenen Reflexzonen finden Sie auf dem Fußrücken (Fußrist). Sehen Sie sich dazu bitte die Abbildung 14 an, auf der die einzelnen Teile des Fußskeletts von der Fußrückenseite aus gesehen wiedergegeben sind.

Arm und Ellenbogen

Die Reflexzone für den Arm und den Ellenbogen ist ausgeprägt vorhanden und hat ihr Gebiet quer von der Längszone 5 bis zur Fußlängszone 1, und zwar über die Basis der Zehengrundglieder der fünf Zehen sowie über die Köpfchen der Mittelfußknochen I bis V. Die Reflexzone verläuft auf dem linken und rechten Fußrükken über die Gelenkspalte der Zehengrundgelenke vom Fußsohlen-Außenrand bis zum Fußsohlen-In-

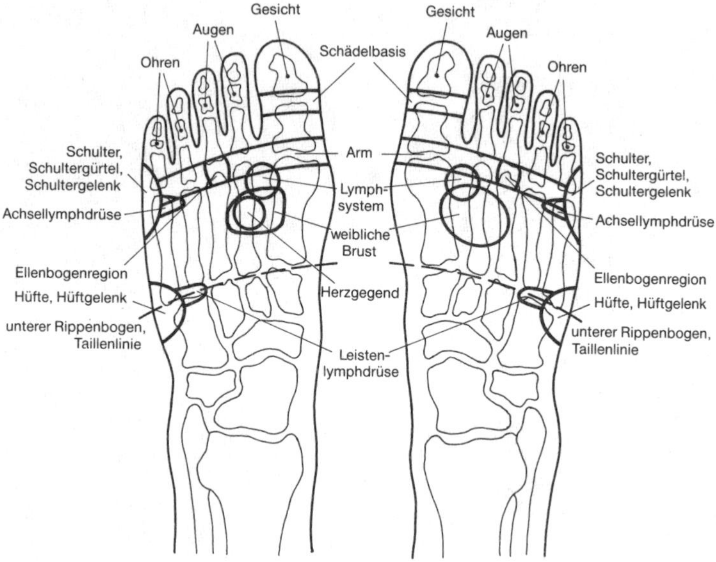

Abbildung 15: Die Reflexzonen auf den Fußrücken

nenrand mit ihrer oben beschriebenen Ausdehnung über die Knochenbasis und die Köpfchen. Speziell mit dem Ellenbogen verbunden ist die Reflexzone auf der Basis des dritten Zehengrundgliedes und auf dem Köpfchen des III. Mittelfußknochens.

Das Herz

Eine Reflexzone des Herzens finden wir, wie bereits bei der Fußsohle beschrieben, auch auf dem linken Fußrücken. Hier liegt sie in der Fußlängszone 2 unterhalb des Köpfchens des II. Mittelfußknochens als daumennagelgroßes Feld in Richtung Fußwurzel-Mittelfuß-Gelenk. Dieses Feld kann aber von hier aus eine reflektorische Ausdehnung bis zur Fußlängszone 4 haben.

Die Hüfte

Die Hüfte, das Hüftgelenk und die Leistenlymphdrüse können sowohl von der Fußsohle als auch vom Fuß-

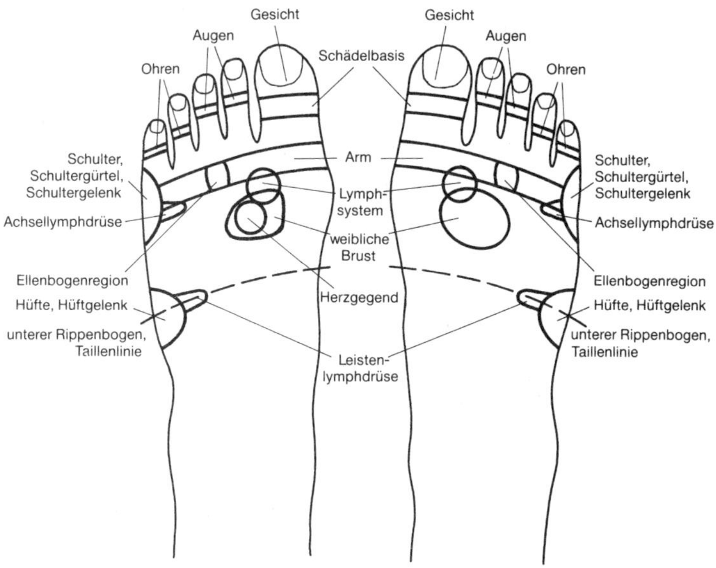

Abbildung 16: Die Reflexzonen auf den Fußrücken

rücken aus reflektorisch beeinflußt werden. Auf dem Fußrücken dehnt sich dieses Reflexfeld sogar noch weiter aus und verläuft hier in der Fußlängszone 5, vom äußeren Fußsohlenrand quer in Richtung Fußsohlen-Innenrand bis zur Grenzlinie der Längszone 3. Wir finden diese Reflexzone vom äußeren Fußsohlenrand über die Basis und einen Teil der Schäfte des V. und IV. Mittelfußknochens sowie in Richtung Ferse noch etwas über das Würfelbein. Besonders ausgedehnt, nämlich bis zur Grenzlinie der Fußlängszone 3, ist in dieser Fußreflexzone das Gebiet der Leistenlymphdrüse. Sollte eine Schwellung oder Störung an der Leistendrüse vorliegen, kann sich dieses Gebiet sogar bis zur Fußlängszone 2 ausdehnen.

Die weibliche Brust

Die Reflexzone für die weibliche Brust finden wir in den Längszonen 1 bis 3 ebenfalls auf dem Fußrücken, links und rechts im Bereich der Mittelfußknochen I bis III, und zwar auf ihren Schäften fingerbreit unterhalb der Mittelfußknochen-Köpfchen als markstückgroßes Reflexfeld, das in Richtung des Fußwurzel-Mittelfuß-Gelenks verläuft.

Die Schulter
Auch die Schulter und die Achseldrüse kann man auf den Fußrücken mit einem größeren Reflexfeld als auf den Fußsohlen beeinflussen. Die Reflexzone verläuft hier vom äußeren Fußsohlenrand in der Längszone 5 über die Basis des Kleinzehen-Grundgliedes sowie das Köpfchen des V. Mittelfußknochens und findet dann hier ihren Anschluß an die Arm-Ellenbogen-Zone. Das Reflexgebiet der Achseldrüse ist bis an das Köpfchen des Mittelfußknochens IV und die Basis des Grundgliedes der zweiten Zehe in der Fußlängszone 2 ausgedehnt.

Die Zähne
Die Reflexzone der Zähne reicht ebenfalls von den Fußsohlen bis zum Fußrücken in den Längszonen 1 bis 5, und zwar zwischen den Zehen, an der Fußaußenseite an der Basis des Kleinzehen-Mittelgliedes und am Köpfchen des Grundgliedes sowie an der Fußinnenseite in der Mitte des Großzehen-Grundgliedes.

Augen und Ohren
Die Augen und die Ohren können wir auch vom Fußrücken aus reflektorisch beeinflussen, und zwar – wie schon bei den Fußsohlen-Reflexzonen beschrieben – an allen vier Seiten der Zehenmittelglieder der Zehen zwei bis fünf.

Das Gesicht
Die Reflexzone des Gesichts finden Sie wie erwähnt in der Fußlängszone 1 und dort auf dem Großzehennagel.

Die Schädelbasis
Die Schädelbasis befindet sich ebenfalls als Reflexzone nochmals auf der Fußrückenseite in der Längszone 1 an der Basis des Endgliedes und auf dem Köpfchen des Grundgliedes, und zwar an den vier Flächen der Großzehen.

Das Lymphsystem
Auf dem Fußrücken finden wir noch im Winkel zwischen der Großzehe und der vierten Zehe in Höhe der Köpfchen des V. und IV. Mittelfußknochens auf der Grenzlinie der Fußlängszonen 1 und 2 ein Reflexgebiet für das gesamte Lymphgebiet. Von dieser Reflexzone aus kann eine Lymphdrainage angeregt werden.

Für die bessere Beurteilung, wo die Reflexzonen auf dem Fußrücken zu finden sind, können Sie die Abbildungen 15 und 16 als Orientierungshilfe benutzen.

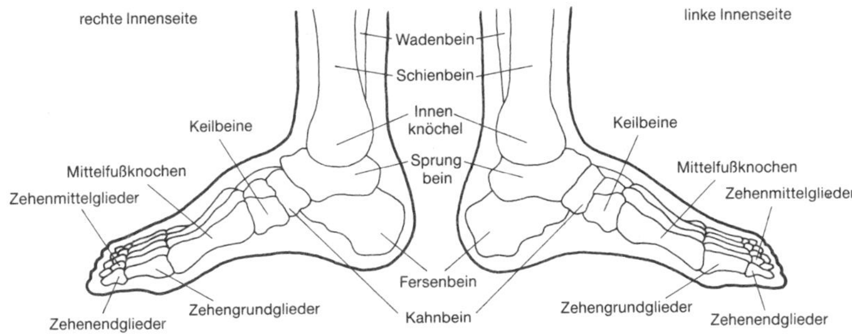

Abbildung 17: Fußskelett, von den Fußinnenseiten gesehen

Die Reflexzonen auf den Fußinnenseiten

Auch auf den Fußinnenseiten und auf den Fußaußenseiten befinden sich Reflexzonen. Wir beginnen mit der Beschreibung der Reflexzonen auf der Fußinnenseite. Sehen Sie sich dazu bitte die Abbildung 17 an, auf der die einzelnen Teile des Fußskeletts von der Fußinnenseite aus gesehen wiedergegeben sind.

Das kleine Becken

In der Fußlängszone 1 auf der Fußinnenseite befindet sich auf dem Fersenbein eine Reflexzone, von der aus wir die Organe des kleinen Beckens, das heißt die Harnblase, die Hoden, die Prostata (Vorsteherdrüse) beziehungsweise die Gebärmutter, reflektorisch beeinflussen können. Diese Reflexzone hat ihre Lage auf dem hinteren Fersenbein. Wir finden sie am besten, wenn wir uns vom hinteren Ende des inneren Knöchels (Richtung Achillessehne) eine senkrechte Linie zur Fußsohle denken; zweifingerbreit unterhalb des Knöchels von dieser Linie aus nach hinten auf dem Fersenbein befindet sich die fast markstückgroße Reflexzone. Sie kann sich eventuell sogar bis zum Achillessehnenansatz ausdehnen. Es gibt auch noch eine andere Möglichkeit, diese Zone zu finden: Wir legen den Daumen auf die Achillessehne und schieben ihn vor bis an den Knöchel. Das Reflexfeld liegt nun zweifingerbreit unterhalb der Daumenunterkante auf dem Fersenbein an der Fußinnenseite.

Der Bauchraum

Ebenfalls in der Fußlängszone 1 ist die Lage der Reflexzone für den gan-

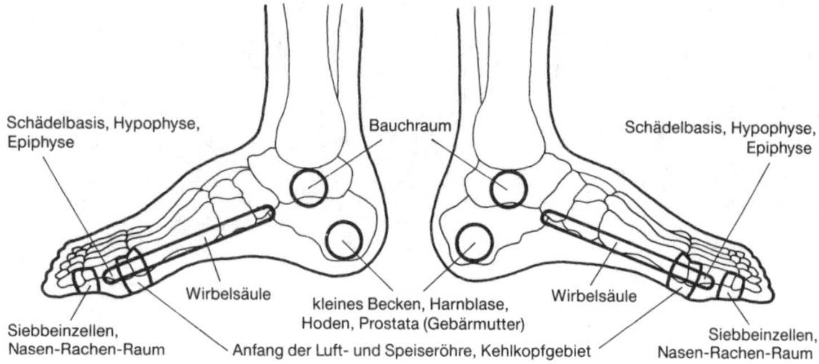

Abbildung 18: Die Reflexzonen auf den Fußinnenseiten

zen Bauchraum zu finden, und zwar genau unterhalb des inneren Knöchels. Hier fühlt man eine kleine Vorwölbung des Sprungbeins, und diese Wölbung ist die gesuchte Zone; sie hat die Ausdehnung von der Größe eines Zehnpfennigstücks.

Die Wirbelsäule

Zur Fußinnenseite in der Fußlängszone 1 gehört auch die Reflexzone der gesamten Wirbelsäule mit ihrem Verlauf auf den Knochenkanten vom Großzehen-Grundglied über das ganze Fußgewölbe bis zum Anfang des Fersenbeins.

Hals- und Kopfbereich

Zur Fußinnenseite in der Längszone 1 zählen ebenfalls die Reflexzonen auf der Knochenkante des Großzehen-Grundgliedes, und zwar die der Kieferhöhlen, des Kehlkopfs sowie des Anfangs der Luft- und Speiseröhre.

Weiterhin sind als Reflexzonen auf der Fußinnenseite der Nasen-Rachen-Raum und die Siebbeinzellen in der Mitte des Großzehen-Endgliedes bis zur Mitte des Großzehen-Grundgliedes zu finden.

An der Basis des Großzehen-Endgliedes und auf dem Köpfchen des Grundgliedes, in der Längszone 1 auf der Fußinnenseite, liegt die Reflexzone für die Hypophyse (Hirnanhangdrüse) und die Epiphyse (Zirbeldrüse). Dabei tendiert die Epiphyse mehr zum Endglied und die Hypophyse mehr zum Grundglied hin.

Die Reflexzone für die Schädelbasis finden wir auf der Fußinnenseite an der Basis des Großzehen-Endgliedes und am Köpfchen des Großzehen-Grundgliedes.

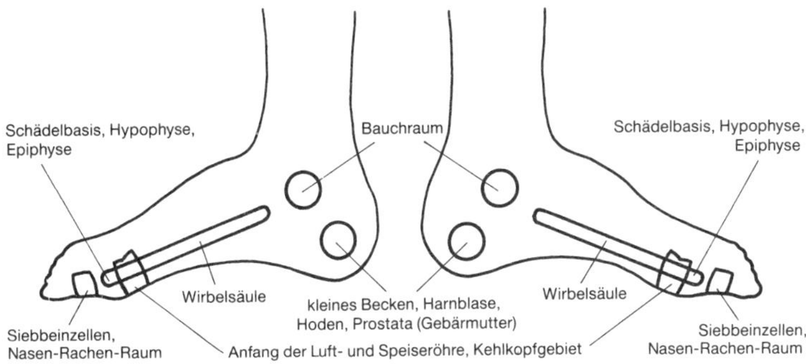

Abbildung 19: Die Reflexzonen auf den Fußinnenseiten

Schließlich befindet sich im Bereich des Köpfchens des Großzehen-Grundgliedes auf der Fußinnenseite noch eine Reflexzone für die Zähne.

Damit Sie diese Reflexzonen leicht finden, leisten Ihnen die Abbildungen 18 und 19 wieder Orientierungshilfe.

Die Reflexzonen auf den Fußaußenseiten

Wir vervollständigen die Beschreibung der Fußreflexzonen mit den Zonen auf der Fußaußenseite. Sehen Sie sich dazu bitte die Abbildung 20 an, auf der die einzelnen Teile des Fußskeletts von der Fußaußenseite aus gesehen wiedergegeben sind.

Das kleine Becken

Die Reflexzonen für die Organe des kleinen Beckens, und zwar besonders für die Eierstöcke und die Eileiter, finden wir in der Fußlängszone 5 an der Fußaußenseite in der gleichen Lage wie an der Fußinnenseite, und wir können diese Zone auf demselben Weg finden, wie dort für das kleine Becken beschrieben. Sehr oft kommt es vor, daß sich diese Reflexzone auch bei Männern in einem Reizzustand befindet, und zwar dann, wenn sie unter Hodenbeschwerden leiden.

Die Hüfte

An der Fußaußenseite in der Fußlängszone 5 finden wir an der Basis des V. Mittelfußknochens und an einem Teil des Würfelbeins die Reflexzone für die Hüfte sowie die sich anschließende Zone für die Leisten-

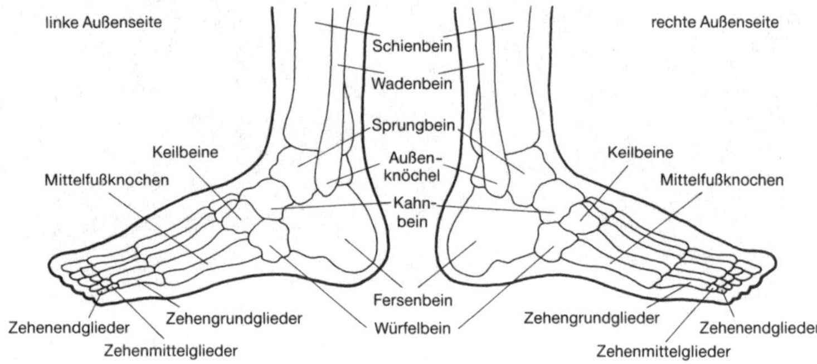

Abbildung 20: Fußskelett, von der Fußaußenseite gesehen

drüse, die sich dann bis in die Fußlängszone 4 ausdehnt. In der amerikanischen Literatur wird außerdem auf eine Reflexzone an der Fußaußenseite in der Längszone 5 um den unteren Knöchel hingewiesen, die Einfluß auf den Rücken, die Hüfte und den Ischiasnerv hat.

Das Knie
Die Reflexzone des Knies hat ihre Lage an der Fußaußenseite der Längszone 5 in einer Nische vor dem Knöchel. Sie ist nach vorn vom Würfelbein, nach oben vom Sprungbein und nach hinten vom Fersenbein begrenzt.

Die Schulter
In der Fußlängszone 5 können wir auch an der Fußaußenseite die Schulter beeinflussen. Diese Reflexzone liegt an der Basis des Grundgliedes der Kleinzehe und auf dem Köpfchen des V. Mittelfußknochens. Hier schließt sich die Zone der Achseldrüse an und geht dann über den Fußrücken in die Ellenbogen-Arm-Zone über.

Die Zähne
Die Zähne haben ihr Reflexfeld an der Fußaußenseite an der Basis des Grundgliedes der Kleinzehe.

Das Ohr
Das Ohr schließlich hat eine Reflexzone an der Fußaußenseite am Mittelglied der Kleinzehe.

Damit Sie auch diese Reflexzonen leicht finden, schauen Sie sich bitte die Abbildungen 21 und 22 an.

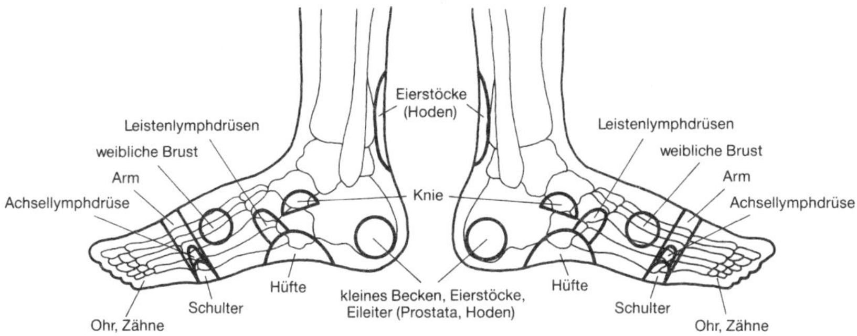

Abbildung 21: Die Reflexzonen auf den Fußaußenseiten und am Bein

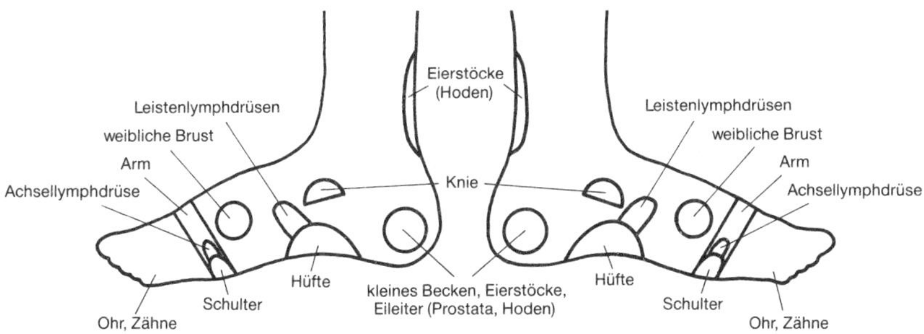

Abbildung 22: Die Reflexzonen auf den Fußaußenseiten und am Bein

Wichtige Reflexzonen am Bein

Nun gibt es noch zwei Reflexzonen, die nicht mehr zum Fuß gehören, denen wir aber Beachtung schenken sollten.

Oberhalb der Fersen am Unterschenkel zieht sich an beiden Seiten der Wade, also in den Körperlängszonen 1 und 5, je eine Hohlkehle hinauf. In der Hohlkehle an der Innenseite des Beines in der Längszone 1 finden wir eine Reflexzone, die Einfluß auf den Enddarm, die Gebärmutter beziehungsweise die Prostata sowie auf den Ischiasnerv hat. In der Hohlkehle an der Außenseite des Beines in der Körperlängszone 5 kann reflektorisch auf die Eierstöcke beziehungsweise die Hoden eingewirkt werden.

Die Reflexzonen am Bein sind auf den Abbildungen 21 und 22 mit eingezeichnet.

Die Reflexzonen an den Händen

Bevor wir uns mit den Reflexzonen an den Händen befassen, sollten wir uns ihren Aufbau genauer ansehen. Hierzu benutzen wir die Abbildung 23.

Der Aufbau der Hand

Die Hand ist das Endglied des Armes und das Greif- sowie das Tastorgan für den Menschen. In ihrem Knochenbau ähnelt sie dem Aufbau des Fußes.

Das Handskelett

Das Skelett der Hand besteht aus 27 einzelnen Knochen, hat also einen Knochen mehr als der Fuß.
Den vorderen Abschnitt der Hand bilden die fünf Finger: Daumen, Zeigefinger, Mittelfinger, Ringfinger und Kleinfinger. Mit Ausnahme des Daumens besteht jeder Finger aus drei Gliedern: dem Endglied, dem Mittelglied und dem Grundglied. Der Daumen besitzt nur zwei Glieder: das Endglied und das Grundglied. An die Finger schließen sich die fünf Mittelhandknochen (I bis V) an und bilden die Mittelhand. Die Mittelhandknochen sind kleine Röhrenknochen mit Köpfchen, Schaft und Basis. Aus acht Knochen, die in zwei Reihen angeordnet sind, besteht die Handwurzel. Die erste Reihe der Handwurzelknochen paßt sich an die Mittelhandknochen an und besteht aus folgenden Knochen: aus dem großen Vieleckbein, dem kleinen Vieleckbein, dem Kopfbein und dem Hakenbein. In der zweiten Reihe in Richtung Unterarm finden wir das Kahnbein der Hand, das Mondbein, das Dreiecksbein und das Erbsenbein. Diese schließen sich an die beiden Unterarmknochen Elle und Speiche an und bilden das Handgelenk.

Muskeln und Haut

Zahlreiche Muskeln mit ihren Bändern und Sehnen halten das Handskelett zusammen und geben dadurch der Hand ihre Form.
Die Haut der Hand ist auf dem Handrücken dünn, leicht verschiebbar und behaart. Auf den Handtellern ist die Haut dicker und fest mit ihrer Unterlage, der Sehnenplatte, verwachsen. Die Haut der Handteller enthält reichlich Tastkörperchen und Schweißdrüsen; ganz besonders viele enthält die Fingerhaut, und zwar an den Fingerkuppen und Fingerbeeren, wo sie reihenweise auf den Hautleisten sitzen.

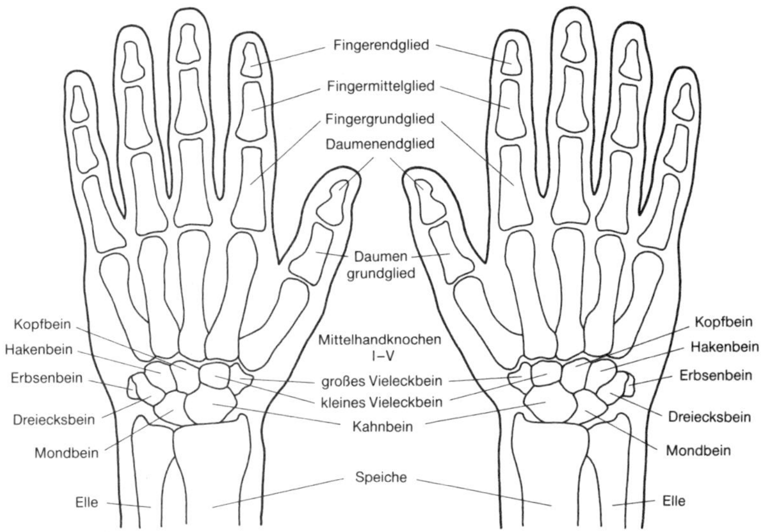

Abbildung 23: Die Knochen der Hände

Interessant ist nebenbei, daß die erbbedingte Anordnung dieser Hautleisten streng individualspezifisch ist. Mit anderen Worten: Sie ist einmalig, denn sie ist bei einem jeden Menschen anders. Daher können Kriminalisten anhand von Fingerabdrücken einzelne Personen identifizieren.

Die Reflexzonen auf den Handrücken

Bei der Anwendung der Reflexzonentherapie an den Händen sind wir auf die Erfahrungen, die in Amerika gemacht wurden, angewiesen, denn im deutschsprachigen Raum schenkte man in früheren Jahren immer nur den Füßen Aufmerksamkeit. Dies hat sich in jüngster Zeit geändert, und die Hände werden öfter in die Therapie einbezogen.

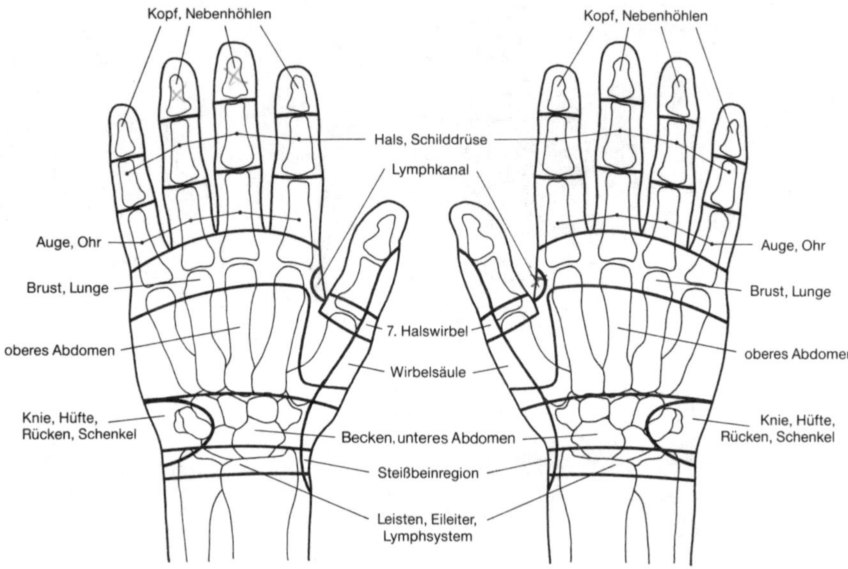

Abbildung 24: Die Reflexzonen auf den Handrücken

Wir beginnen mit der Beschreibung der Reflexzonen auf dem Handrücken. Erwähnt soll hier nochmals werden, daß die Handrücken zur Vorderseite (Bauchseite) des Körpers gehören und die Handteller zur Rückenseite. Der Daumen gehört der Körperlängszone 1 an und der Kleinfinger der Körperlängszone 5. Wir gehen bei der Beschreibung der einzelnen Reflexzonen von den Fingern aus und weiter in Richtung Handgelenk.

Kopf und Nebenhöhlen

Als Reflexzone für den Kopf und alle Nebenhöhlen ist jeweils das Fingerendglied von Zeige-, Mittel-, Ring- und Kleinfinger zuständig. Alle vier Flächen der Fingerendglieder sind für diese Reflexzone von Bedeutung.

Hals und Schilddrüse

Am jeweiligen Fingermittelglied der schon oben benannten vier Finger befindet sich die Reflexzone für den Hals und die Schilddrüse, und zwar

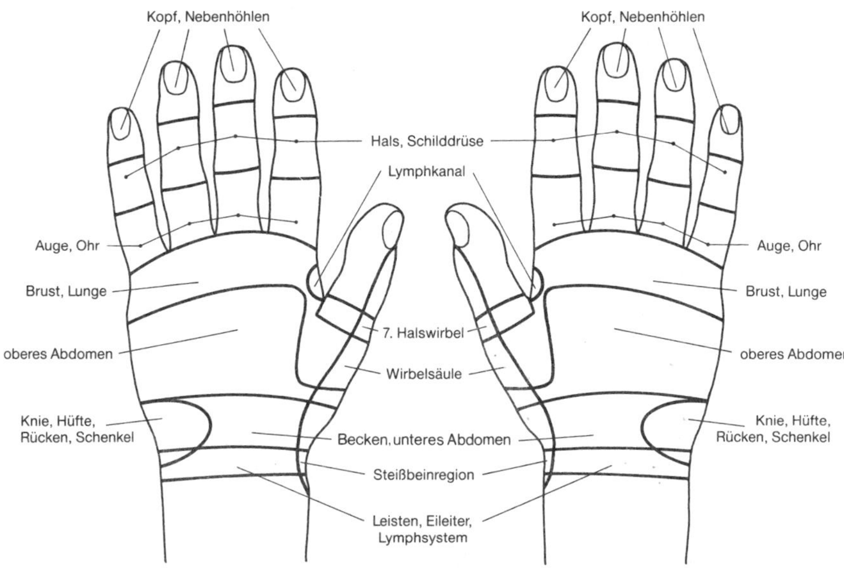

Abbildung 25: Die Reflexzonen auf den Handrücken

ebenfalls an den vier Seiten jedes Fingermittelgliedes.

Augen und Ohren
Die Reflexzone für die Augen und die Ohren finden wir an den vier Flächen des Fingergrundgliedes von allen der genannten vier Finger.

Der Lymphkanal
An der Innenseite des Zeigefingers in der Höhe des Grundgelenks, vom Ansatz der Hautfalte zwischen dem Zeigefinger bis zum Daumen, ist die sich hier befindliche Hautfalte das Reflexgebiet des Lymphkanals.

Die Wirbelsäule
Die Reflexzone der Wirbelsäule verläuft so: ausgehend in Höhe vom Nagelbett des Daumennagels in der Mitte des Daumenendgliedes zieht sie sich auf der Knochenkante weiter über das Daumengrundglied, das kleine Vieleckbein, das Kahnbein bis hin zur Speiche am Handgelenk.

Den siebten Halswirbel finden wir als Reflexzone an der Basis des Daumengrundgliedes und am Köpfchen des I. Mittelhandknochens, also im Bereich des Daumengrundgelenks. Die Steißbeinregion hat ihre Reflexzone im Bereich des Kahnbeins bis hin zur Speiche am Unterarm.

Brust, Lungen und obere Rückenregion
Die Brust, die Lungen und die obere Rückenregion finden wir als Reflexzone auf den Händen von der Längszone 5, auf der Kleinfingerseite, ausgehend bis zur Längszone 1 quer über den Handrücken als einen zweifingerbreiten Streifen. Von den Köpfchen der Mittelhandknochen aus gemessen in Richtung Handgelenk, verläuft diese Zone bis zum II. Mittelhandknochen und von hier zwischen dem II. und I. Mittelhandknochen abwärts bis zur Basis des I. Mittelhandknochens und von hier aus dann zur Handinnenseite (Längszone 1).

Das obere Abdomen (Oberbauch)
Die Reflexzone des oberen Abdomens (abdominal = zum Bauch, zum Unterleib gehörig) finden wir im Anschluß an das oben beschriebene Reflexgebiet. Sie verläuft ebenfalls quer über den Handrücken von der Handinnenseite, Längszone 1, bis zur Handaußenseite, Längszone 5, und über die Schäfte der Mittelhandknochen bis zu ihrer Basis, das heißt hin bis zur ersten Reihe der Handwurzelknochen.

Becken und unteres Abdomen (Unterbauch)
Die Reflexzone des Beckens und des unteren Abdomens hat ihren Platz auf dem Handrücken über der ersten und zweiten Reihe der Handwurzelknochen (vordere und hintere Reihe) von der Längszone 1 (Handinnenseite) bis zur Längszone 5 (Handaußenseite). Dieses Reflexfeld läuft ebenfalls quer über den Handrücken, und seine Begrenzung liegt in Richtung Finger an der Basis der Mittelhandknochen und in Richtung Unterarm an der Elle und der Speiche.

Knie, Schenkel, Hüfte und Rücken
In den Längszonen 5 und 4 auf dem Handrücken finden wir die Reflexzone für das Knie, den Schenkel, die Hüfte und den Rücken. Diese Reflexzone verläuft in einem Halbkreis von der Basis der Elle über das Mondbein bis zum Dreiecksbein. Der Halbkreis beginnt am äußeren Rand der Hand in der Längszone 5 im Bereich der Elle und endet am äußeren Rand im Bereich des Dreiecksbeins.

Leiste, Eileiter und Lymphsystem
Die Reflexzone für die Leiste, die Eileiter und das Lymphsystem finden wir in einem Streifen quer über das Handgelenk in den Zonen 1 bis 5. Diese Reflexzone verläuft über die

Knochenenden der zweiten Reihe der Handwurzelknochen und einen Teil der Basis von Elle und Speiche.

Die Reflexzonen auf den Handrücken verlaufen an der linken und an der rechten Hand in gleicher Anordnung. Damit Sie die beschriebenen Reflexzonen leicht finden, stehen Ihnen die Abbildungen 24 und 25 zur Verfügung.

Die Reflexzonen auf den Handtellern

Wie wir es schon von den Reflexzonen der Fußsohlen kennen, erscheinen verschiedene Organe in ihrer reflektorischen Wiedergabe nur auf einem Handteller, andere jedoch auf beiden. Wir gehen auch hier wieder bei der Beschreibung der einzelnen Reflexzonen von den Fingern aus in Richtung Handgelenk.

Der Scheitel
Wir beginnen mit den Fingerkuppen, und hier finden wir an allen fünf Fingern, sowohl der linken als auch der rechten Hand die Reflexzone für den Scheitel (Schädeldach), also in den Längszonen 1 bis 5.

Die Hypophyse
Die Reflexzone der Hypophyse finden wir in den Längszonen 1, und zwar auf der Fläche des Daumenendgliedes, ungefähr im ersten Drittel auf der Daumenbeere an beiden Daumen.

Die Wirbelsäule
Die Reflexzone für die Wirbelsäule verläuft auf den Handtellern in der gleichen Anordnung wie auf den Handrücken, nämlich in den Längszonen 1 beider Hände.

Gehirn, Kopf und Nebenhöhlen
Die Fingerendglieder der Finger zwei bis fünf (Zeigefinger bis Kleinfinger) sind die zuständige Reflexzone für das Gehirn, den Kopf und die Nebenhöhlen. Diese Reflexzone befindet sich auf den Tastflächen der Fingerendglieder und hier mehr auf den Fingerbeeren in den Längszonen 2 bis 5 an beiden Handtellern.

Hals und Schilddrüse
An den Fingermittelgliedern der Finger zwei bis fünf treffen wir auf die Reflexzone für den Hals und die Schilddrüse. Wie bereits bei der Beschreibung des Handrückens erwähnt, sind hier alle vier Seiten der Fingermittelglieder als Reflexzone zuständig, und dies an beiden Händen. Auf den Handtellern ist diese Reflexzone allerdings noch ausgedehnter, und zwar erstreckt sie sich auch noch über die beiden Daumen in der Längszone 1 an der Basis des Daumengrundgliedes und am Köpfchen des I. Mittelhandknochens im Bereich des Daumengrundgelenks.

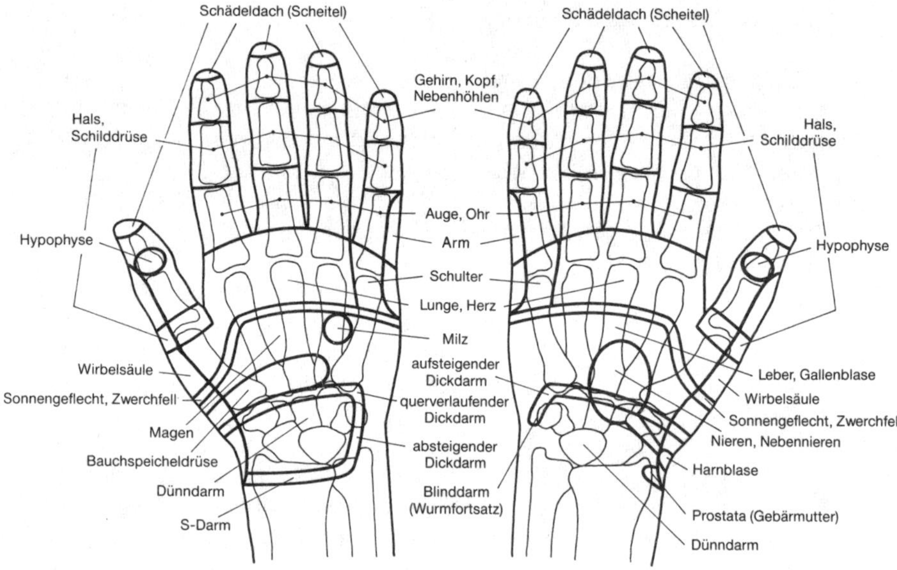

Abbildung 26: Die Reflexzonen auf den Handtellern

Augen und Ohren

Die Fingergrundglieder sind, wie bei den Handrücken schon beschrieben, die zuständigen Reflexfelder für die Augen und die Ohren, und zwar alle vier Flächen der Grundglieder an beiden Händen.

Die Arme

In der Längszone 5 an der Außenseite des kleinen Fingers befindet sich an beiden Händen die Reflexzone für den Arm. Diese Zone verläuft auf der Knochenkante des Kleinfinger-Grundgliedes und zieht sich bis zum Köpfchen des V. Mittelhandknochens.

Die Schultern

Für die Schultern finden wir die Reflexzone auf den Handtellern in der Längszone 5; sie dehnt sich bis an die Grenzlinie zur Längszone 4 aus. Das Gebiet dieses Reflexfeldes umfaßt das ganze Kleinfinger-Grundglied sowie das ganze Köpfchen des Mit-

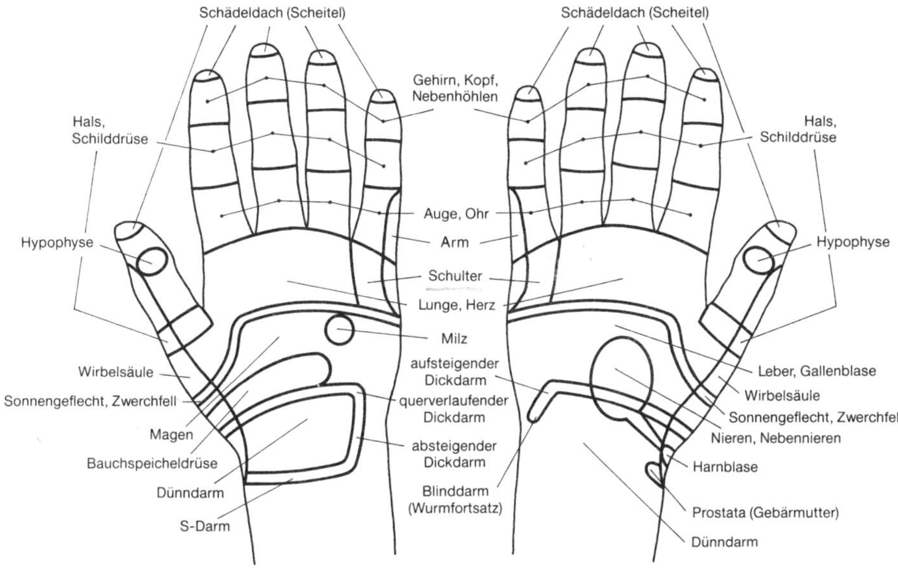

Abbildung 27: Die Reflexzonen auf den Handtellern

telhandknochens V auf dem linken und dem rechten Handteller.

Lungen und Herz

Die Reflexzone für die Lungen und das Herz verläuft in den Längszonen 1 bis 4. Hierbei ist zu beachten, daß das Herz reflektorisch nur auf dem linken Handteller wiedergegeben wird. Die Lungen-Herz-Zone ist ein zweifingerbreiter Streifen, von der Basis der Fingergrundglieder in Richtung Handgelenk gemessen, und verläuft quer über den Handteller von der Grenzlinie der Zone 4 zur Längszone 5 bis an den Schaft des II. Mittelhandknochens, von hier dann abwärts, über die Basis des Mittelhandknochens I zur Daumeninnenseite in der Längszone 1 (Körperseite).

Auf dem rechten Handteller ist dieses Reflexfeld nur für die Lungen zuständig.

Zwerchfell und Sonnengeflecht
Auf den beiden Handtellern in den Längszonen 1 bis 5 verläuft parallel, mit einem ganz kleinen Abstand zum Verlauf der Abschlußlinie des Lungen-Herz-Feldes, die Reflexzone für das Zwerchfell und das Sonnengeflecht (Solarplexus) von der Daumeninnenseite, Längszone 1, bis zur Kleinfinger-Außenseite in der Zone 5 quer über den Handteller.

Die Milz
Ebenfalls nur auf dem linken Handteller ist die Reflexzone für die Milz zu finden. Die Milz als reflektorische Zone liegt im Magenfeld, und zwar in der Längszone 5 und 4 zwischen den Mittelhandknochen V und IV, etwas oberhalb ihrer Basis.

Die Bauchspeicheldrüse
Die Reflexzone der Bauchspeicheldrüse ist auf dem linken Handteller in der Längszone 1 zu finden und dehnt sich bis zur Zone 4 aus. Sie verläuft auf der Basis der Mittelhandknochen I bis IV und wird in Richtung Handgelenk von der vorderen Reihe der Handwurzelknochen begrenzt. Diese Reflexzone liegt ebenfalls noch im Bereich des Magenreflexfeldes. Auf dem rechten Handteller finden wir die Bauchspeicheldrüse als Reflexzone in der gleichen Anordnung, aber hier dehnt sie sich nur bis zur Längszone 2 aus.

Nebennieren und Nieren
Die Reflexzone der Nebennieren finden wir wieder auf beiden Handtellern in der gleichen Anordnung in der Längszone 1. Sie verläuft hier zwischen dem Köpfchen des Mittelhandknochens I und dem Schaft des Mittelhandknochens II in Richtung der Längszone 2.
Die Nieren selbst finden wir als markstückgroßes Reflexfeld in den Längszonen 2 bis 4 auf beiden Handtellern in gleicher Lage. Die Nierenzone verläuft über den Schaft der Mittelhandknochen II und III, wobei der Schaft von IV noch gestreift wird. Im weiteren Verlauf in Richtung Unterarm kommt sie noch mit einem Teil des Kopfbeins sowie des kleinen Vieleckbeins in Berührung.

Harnblase und Harnleiter
Auf beiden Handtellern sind die Reflexzonen für die Harnblase und die Harnleiter in den Längszonen 1 und 2 zu finden, und zwar am Ende des Nierenfeldes über das kleine und große Vieleckbein zur Handteller-Innenseite verlaufend.

Der Darm
Die Reflexzone des querverlaufenden Dickdarms erscheint auf beiden Handtellern. Diese Zone verläuft jeweils quer von den Längszonen 1 bis 5 über die vordere Reihe der Handwurzelknochen, das große und das kleine Vieleckbein, das Kopfbein und das Hakenbein.

Die Reflexzone des absteigenden Dickdarms schließt sich auf dem linken Handteller an die Zone des querverlaufenden Dickdarms an und verläuft in den Längszonen 4 und 5 über das Hakenbein, das Erbsenbein, das Dreiecksbein und das Mondbein in Richtung Elle. Sie ist nur auf dem linken Handteller vorhanden!
Auf dem rechten Handteller finden wir dagegen im Anschluß an die Reflexzone des querverlaufenden Dickdarms die Reflexzone für den aufsteigenden Dickdarm. Sie verläuft entsprechend in den Längszonen 5 und 4 vom Hakenbein abwärts über das Erbsenbein, das Dreiecksbein und das Mondbein des rechten Handtellers in Richtung Elle.
Das Ende dieser Reflexzone bildet auch das Reflexfeld für den Blinddarm (Wurmfortsatz).
Die Reflexzone des S-Darms und des Mastdarms bildet den Anschluß an die Zone des absteigenden Dickdarms und verläuft auf dem Mondbein, dem Kahnbein sowie auf einem Teil der Basis von Elle und Speiche in den Längszonen 5 bis 1 zur Handteller-Innenseite (Daumenseite). Auch diese Reflexzone ist nur auf dem linken Handteller vorhanden.
Der Verlauf der Reflexzonen vom querverlaufenden, absteigenden (beziehungsweise aufsteigenden) Dickdarm und S-Darm bilden ein nach der Daumenseite hin offenes Rechteck, und in diesem Rechteck befindet sich das Reflexfeld für den Dünndarm. Es erstreckt sich über die Längszonen 5 bis 1 auf beiden Handtellern.

Eierstöcke und Hoden
In der Längszone 5 (Kleinfingerseite) befindet sich an der Basis des Mittelhandknochens V und am Hakenbein die Reflexzone für die Eierstöcke beziehungsweise die Hoden. Diese Reflexzone finden wir auf den beiden Handtellern in der gleichen Position.

Gebärmutter und Prostata
Die Gebärmutter beziehungsweise die Prostata hat ihre Lage als Reflexzone in der Längszone 1 an der Handteller-Innenseite (Daumenseite) in Höhe des Kahnbeins und auf einem Teil der Speichenbasis. Auch diese Reflexzone ist auf dem linken und auf dem rechten Handteller an der gleichen Stelle zu finden.

Die Leber
Die Reflexzone der Leber finden wir nur auf dem rechten Handteller in den Längszonen 1 bis 5. Sie verläuft unterhalb des Lungenfeldes in Richtung Handgelenk und dehnt sich aus wie das Magenfeld. Im weiteren Verlauf zum Unterarm hin begrenzt die Reflexzone des querverlaufenden Dickdarms das Leberfeld. Die Reflexzone der Leber ist ein zweifingerbreiter Streifen unterhalb der Köpfchen der Mittelhandknochen V bis II und verläuft von hieraus zwischen

den Mittelhandknochen II und I abwärts bis zur Basis des I. Mittelhandknochens und über die Basis zur Daumeninnenseite. Der Streifen verläuft quer über den rechten Handteller; seine hintere Grenze in Richtung Unterarm wird von der vorderen Reihe der Handwurzelknochen, dem großen, dem kleinen Vieleckbein, dem Kopfbein und dem Hakenbein gebildet.

Zur besseren Bestimmung der Lage sämtlicher Reflexzonen auf beiden Handtellern können Sie die Abbildungen 26 und 27 verwenden. Auch hier gilt wieder: Lesen Sie zuerst die Beschreibung des Reflexzonenverlaufes durch, und schauen Sie sich dann die Zeichnungen an. So werden Sie die entsprechenden Zonen auf Ihrer eigenen Hand dann sehr leicht finden.

Die Reflexzonen am Kopf

Als nächstes sollen nun die Reflexzonen am Kopf besprochen werden. Zuvor jedoch möchte ich noch ein paar Worte zu den Reflexzonen allgemein sagen.
Die Erfahrungen der Reflexzonentherapeuten lassen erkennen, daß man die Organe und Körperteile auf verschiedene Art beeinflussen kann, je nachdem, ob man die entsprechenden Reflexzonen an den Füßen oder an den Händen oder am Kopf massiert. Man geht heute davon aus, daß man von den unteren Extremitäten, den Füßen, am besten die Organe und Körperteile selbst, an den oberen Extremitäten, den Händen, mehr ihre Funktionen und am Kopf praktisch nur diese Funktionen der entsprechenden Organe reflektorisch beeinflussen kann.
Aus den amerikanischen Erfahrungen mit der Reflexzonentherapie wissen wir also, daß es sich bei den Reflexzonen am Kopf vor allem um reflektorische Beziehungen zu Organ- und sonstigen Körperfunktionen handelt.

Der Aufbau des Kopfes

Für die Reflexzonentherapie kommen am Kopf nur die Gesichtspartie und die Ohren in Frage.

Das Kopfskelett
Der Kopf (das Haupt) ist das oberste Körperteil des Menschen. Sein Skelett, der Schädel, wird eingeteilt in den Gesichtsschädel und den Hirnschädel. Der Hirnschädel stellt eine feste knöcherne Schutzhülle für das Gehirn dar. Im Gesichtsschädel dagegen befinden sich die Sinnesorgane, Augen, Ohren, Geruchs- und Geschmackssinn, sowie die Eingänge für den Verdauungskanal und die Atemwege.

Nerven und Haut
Der Kopf ist das Hauptverzweigungsgebiet der meisten Hirnnerven (Kopfnerven). Die Haut des Kopfes wird ebenfalls unterteilt in Gesichts- und Kopfhaut. Im Bereich des behaarten Kopfes ist die Haut dick, derb, gefäß- und nervenreich.

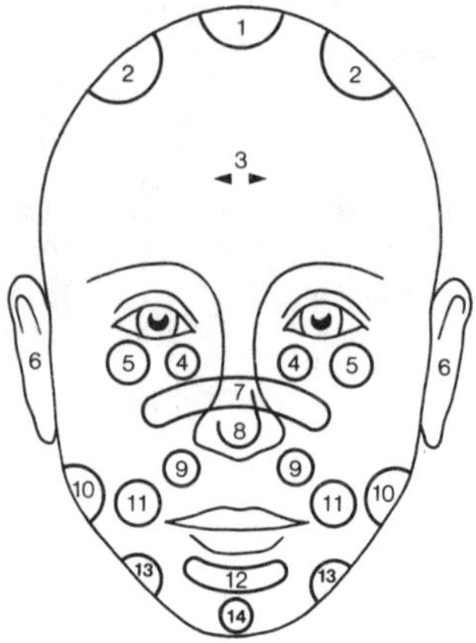

Abbildung 28: Die Reflexzonen am Kopf

Die 14 Reflexzonen

Die Lage der Reflexzonen am Kopf brauchen wir nicht näher zu beschreiben, denn man kann sie auf der Abbildung 28 sehr gut erkennen und leicht finden. Nur der Bezug der einzelnen Reflexfelder zu den Organfunktionen soll hier erläutert werden. Die Anordnung der Reflexfelder auf der linken Gesichtshälfte ist die gleiche wie auf der rechten, und sie haben dieselben reflektorischen Beziehungen zu den Organen und ihren Funktionen. Auf der Abbildung 28 sind die einzelnen Reflexzonen von 1 bis 14 numeriert.

Die Bedeutung der Reflexzonen am Kopf für die Therapie

Folgende Wirkungen erzielt man bei der Behandlung der einzelnen Reflexzonen am Kopf:

Zone 1: regt das vegetative Nervensystem und die Funktionen der lebenswichtigen inneren Organe an,
Zone 2: regt die Geisteskraft an,
Zone 3: regt die Geisteskraft an,
Zone 4: regt die Nierenfunktion an,
Zone 5: befreit den Leib von Gasen bei Blähungen,
Zone 6: regt den ganzen Körper an,
Zone 7: regt die Beweglichkeit des Darms an,
Zone 8: regt die Magenfunktion an,
Zone 9: unterstützt und stärkt die Milzfunktion,
Zone 10: wirkt bei Lungenleiden,

Zone 11, rechte Gesichtshälfte: regt die Leberfunktion an,
11, linke Gesichtshälfte: regt das Lymphsystem an,
Zone 12: regt die Funktion der Bauchspeicheldrüse (Pankreas) an, hat eine Kontrollfunktion für die Blase und die Nieren,
Zone 13: wirkt auf die Sexualfunktion und ihre Kontrolle,
Zone 14: wirkt bei Verstopfung (Obstipation).

Die Reflexzonen am Ohr

Wie schon kurz erwähnt, kennt die amerikanische Reflexzonentherapie verschiedene Reflexfelder, genauer gesagt Reflexpunkte, auch speziell am Ohr. Diese Reflexpunkte hat der amerikanische Arzt Joe S. Riley, ein Schüler von Fitzgerald, bereits in den 30er Jahren in seinen Veröffentlichungen erwähnt. Auch mit diesen Reflexfeldern können gewisse therapeutische Erfolge erzielt werden, aber man muß hierzu sagen, daß sich diese Punkte nicht mit jenen der klassischen Ohrakupunktur vergleichen lassen und die Erfolge der Reflexzonenmassage nicht mit den Therapieerfolgen, die mit der Akupunktur erzielt werden. Auf der Abbildung 29 können Sie die Lage der einzelnen Reflexpunkte am Ohr deutlich sehen und leicht finden. Sie sind von 1 bis 6 numeriert.

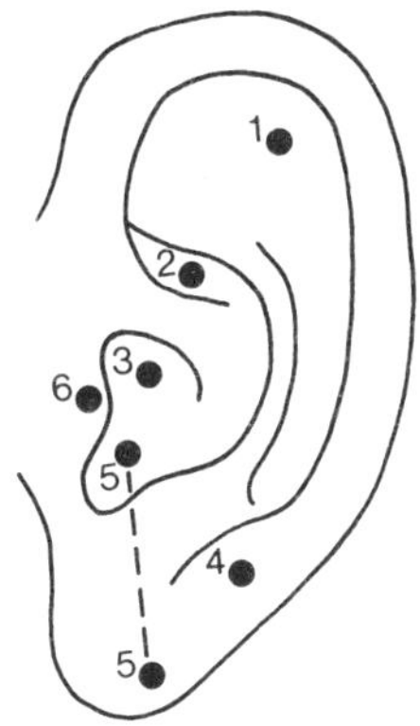

Abbildung 29: Die Reflexzonen am Ohr

Die Bedeutung der Reflexzonen am Ohr für die Therapie
Folgende Wirkungen erzielt man bei der Behandlung der Reflexzonen am Ohr:
Zone 1: wirkt auf die Gallenblase,
Zone 2: wirkt auf die Leber,
Zone 3: wirkt auf die Eustachi-Röhre (Verbindung des Innenohrs mit der Rachenhöhle),
Zone 4: wirkt bei Lähmungen,
Zone 5: wirkt auf die Schilddrüse, bei Kropf und Exophthalmus (Glotzauge),
Zone 6: wirkt bei Kropf.

Die Reflexzonen an der Wirbelsäule

Bevor wir zur Beschreibung der verschiedenen Techniken übergehen, mit deren Hilfe man die Reflexzonentherapie durchführt, wollen wir uns noch kurz mit den Reflexzonen an der Wirbelsäule beschäftigen. Der schon des öfteren erwähnte amerikanische Arzt Joe S. Riley schenkte nämlich auch der Wirbelsäule und ganz besonders den Wirbelknochen mit ihren Dornfortsätzen wegen ihrer reflektorischen Beziehungen zu verschiedenen Organen, Körperteilen und Körperfunktionen große Aufmerksamkeit.
Durch bestimmte Massagen oder durch rhythmisches Beklopfen der Wirbelknochen und ihrer Dornfortsätze kann man sich diese reflektorischen Beziehungen therapeutisch nutzbar machen. Diese Massage ist jedoch nicht zu vergleichen mit einer chiropraktischen Maßnahme (Einrenkungshandgriffen).
Wie man die Wirbelknochen massiert und beklopft, wird später noch näher beschrieben. Diese Techniken sind allerdings nicht als Selbstmassage durchzuführen; hierzu brauchen Sie einen Partner.

Lage und Bedeutung der Wirbelsäulen-Reflexzonen

Folgende Wirkungen erzielt man bei der Behandlung der einzelnen Wirbelknochen (Erklärung der Abkürzungen siehe Seite 59):
1. HWK: hat seinen Bezug zur Schädelbasis und wirkt auf ihre nervale Versorgung ein,
2. bis 4. HWK: haben einen Bezug zum Kehlkopf,
2. bis 6. HWK: haben einen ganz besonderen Bezug zum Zwerchfell,
4. bis 7. HWK: haben einen Bezug zu den Blutgefäßen allgemein sowie zum mittleren Halsganglion (Halsnervenknoten),
7. HWK und 1. BWK: haben einen Bezug zum unteren Halsganglion (Halsnervenknoten),
2. bis 5. BWK: haben einen Bezug zum Herzen,
2. bis 7. BWK: haben einen Bezug zu den Lungen,
2. bis 6. BWK: haben einen Bezug zu den Bronchialgefäßen und Blutgefäßen des Armes,
6. und 7. BWK: haben einen Bezug zum Magen,

4. und 5. BWK: sind für den Mageneingang (Pförtner) zuständig,
5. bis 9. BWK: sind für die Pfortadergefäße in der Leber zuständig,
5. und 6. BWK: sind zuständig für die Nieren,
5. bis 8. BWK: haben einen Bezug zu den großen Eingeweiden,
8. und 9. BWK: sind zuständig für Leber, Gallengang und Zwölffingerdarm,
9. BWK: hat einen Bezug zum Gebärmutterhals,
9. bis 11. BWK: sind zuständig für die kleinen Eingeweide,
9. und 10. BWK: sind zuständig für den Leerdarm (Teil des Dünndarms),
11. BWK: ist zuständig für den Krummdarm, die Eierstöcke und Hoden (hauptsächlich für ihre Blutversorgung),
12. BWK bis 2. LWK: haben einen Bezug zum Blinddarm,
2. LWK: hat einen Bezug zu den Nieren,
3. LWK: ist zuständig für die Bauchhöhle und ihre Blutversorgung,
4. LWK: ist zuständig für die Darmentleerung und den unteren Bauchplexus (Nervengeflecht),
2. bis 4. LWK: haben einen Bezug zum Grimmdarm,
5. LWK: ist für die Eingeweide, Vaginawände (Scheidenwände), Samenleiter, Blase und Blasenhalsnerven zuständig,
Kreuzbein und 2. bis 5. SK: haben einen Bezug zum Blasenhals,
Kreuzbein und 5. SK: haben einen Bezug zum After und Schließmuskel.

Abkürzungen:
HWK = Halswirbelknochen,
BWK = Brustwirbelknochen,
LWK = Lendenwirbelknochen,
SK = Steißbeinknochen

Die Grundtechniken der Reflexzonentherapie

Anhand der Beschreibungen und Abbildungen auf den vorhergehenden Seiten haben Sie sich nun mit der Lage der Reflexzonen, ihrem Verlauf und ihrem Bezug zu den verschiedenen Organen vertraut machen können. Als nächstes wollen wir uns nun mit den Techniken beschäftigen, die wir bei einer Reflexzonenbehandlung anwenden werden.
Allgemein gilt für die im folgenden beschriebenen Techniken, daß bei einer Anwendung am Fuß immer die freie Hand, die sogenannte Haltehand, die massierende Hand, die sogenannte Arbeitshand, unterstützen muß. Die Haltehand hat die Aufgabe, den zu bearbeitenden Fuß in der gewünschten Stellung zu halten und somit als Stütze zu dienen.

Die drei Grundgriffe

Die Grundlage für alle Techniken ist der Griff: Als erstes werden drei Griffarten besprochen, die im täglichen Leben immer wiederkehren und ohne die wir nichts mit den Händen verrichten könnten.

Der einfache Griff
Den einfachen Griff kann man schon bei Kleinstkindern beobachten. Hält man zum Beispiel einem Säugling einen Gegenstand oder den Finger entgegen, so greift er mit allen Fingern danach. Diesen Griff wenden wir immer an, ob wir zur Zeitung greifen oder zum Eßbesteck (siehe Abbildung 30).

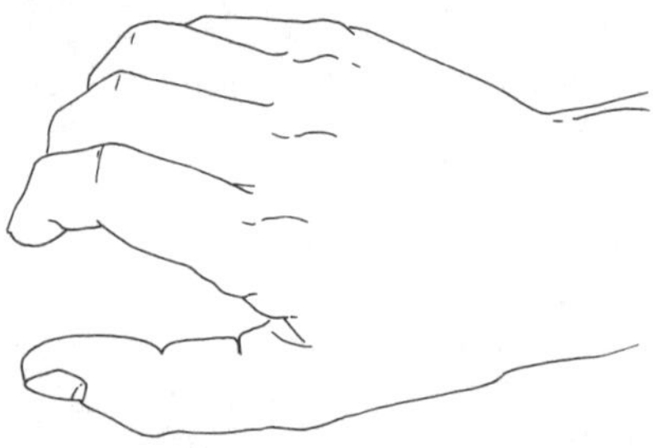

Abbildung 30: Einfacher Griff

Der Kraftgriff
Den Kraftgriff wenden wir an, wenn wir eine Tür öffnen und dabei die Klinke niederdrücken oder wenn wir eine Arbeit mit dem Hammer verrichten. Er ist ein Griff, den man einsetzt, wenn Kraft benötigt wird. Dabei wird die Kraft noch durch den Einsatz des Daumens verstärkt (siehe Abbildung 31).

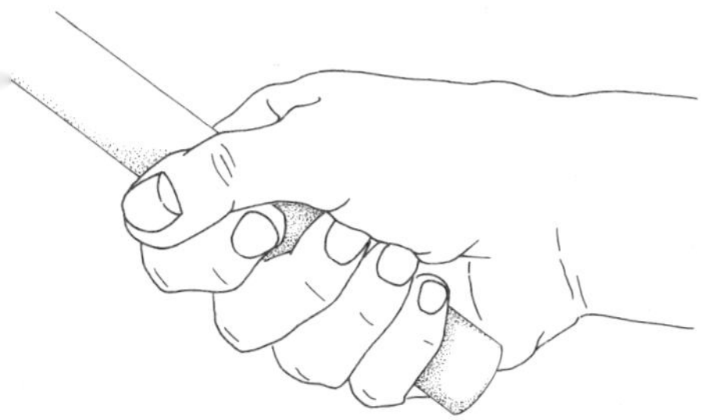

Abbildung 31: Kraftgriff

Der Feingriff

Der dritte Griff, den wir häufig anwenden, ist der Feingriff (Präzisionsgriff). Wir benötigen ihn, wenn wir Feinarbeiten verrichten, zum Beispiel Arbeiten mit einer Pinzette oder das Einfädeln einer Nadel. Bei diesen Verrichtungen steht der Daumen dem Zeigefinger immer gegenüber (siehe Abbildung 32).

Die Griffe der Reflexzonentherapie

Die Grifftechniken, die wir bei der Reflexzonentherapie anwenden, sind eine Verfeinerung oder besser gesagt eine gezielte Verbesserung der uns bekannten Grundgriffe.

Vorab soll hier noch erwähnt werden, daß Sie nach Möglichkeit Ihre Fingernägel kurz halten sollten, wenn Sie die Reflexzonentherapie ausüben. Bei manchen Griffen können zu lange Nägel nämlich sehr schmerzhaft einschneiden. Wenn Sie Ihre Fingernägel nicht kurz halten können oder wollen, sollten Sie wenigstens nur mit der Fingerkuppe arbeiten oder als Hilfsmittel einen Bleistift oder Radiergummi dazwischenlegen.

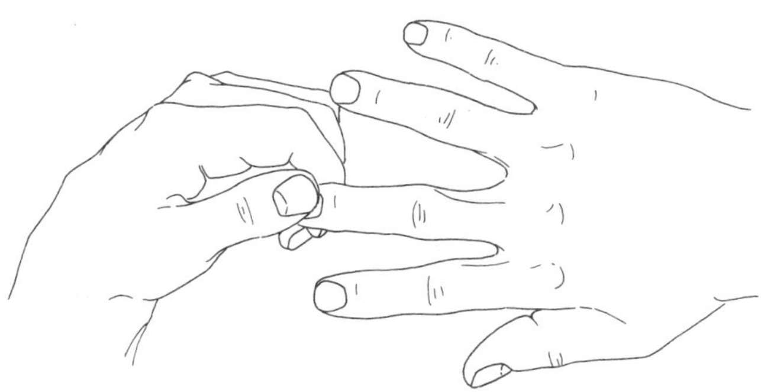

Abbildung 32: Feingriff

Beim Einzelfingergriff und beim Mehrfingergriff übt man den Druck auf das Reflexfeld mit den Finger- oder Daumenkuppen aus. Sie sollten es sich gleich zu Anfang angewöhnen, mit beiden Händen gleichermaßen zu arbeiten. Dies ist für ausgeprägte Rechts- beziehungsweise Linkshänder beim Einstieg bestimmt nicht ganz leicht. Aber wenn Sie die Grifftechniken beidhändig beherrschen, bringt Ihnen das große Vorteile, denn dies ist nicht nur ein Gewinn für den zu bearbeitenden Körperteil, sondern auch für die arbeitende Hand.

Einzelfingergriff und Mehrfingergriff

Beim Einzelfingergriff liegt die Fingerkuppe auf dem zu bearbeitenden Reflexgebiet und übt den Druck aus. Der Handteller dient hierbei als Stütze.

Den Einzelfingergriff wendet man hauptsächlich an den Fuß- und Handrücken an. Der Fuß wird so umfaßt, daß die Fingerspitzen auf dem Fußrücken liegen und der Daumen an der Fußinnenseite oder auf der Fußsohle als Stütze dient. Wenn Sie diese Stellung eingenommen haben, ziehen Sie die Finger etwas zurück. Der Druck, den Sie nun mit Zeigefinger und Daumen ausüben, ist der erwünschte, konstante Druck. Durch Beugen und Strecken des Zeigefinger-Endgliedes können Sie nun den Finger mit gleichbleibendem Druck in die gewünschte Richtung bewegen (siehe dazu auch die Abbildung 32).

Den Mehrfingergriff wendet man an, um ein größeres Reflexgebiet an Fuß oder Hand zu bearbeiten. Hierbei üben die Kuppen aller vier Finger den Druck aus, und der Handteller dient wiederum als Stütze.

Die Technik für den Mehrfingergriff ist die gleiche wie beim Einzelfingergriff, nur üben hier alle vier Finger den Druck aus. Durch rhythmisches Beugen und Strecken der Fingerendglieder werden die Finger mit gleichmäßigem Druck vorwärtsbewegt. Der Daumen dient hier ebenfalls als Stütze (siehe dazu die Abbildungen 30 und 33).

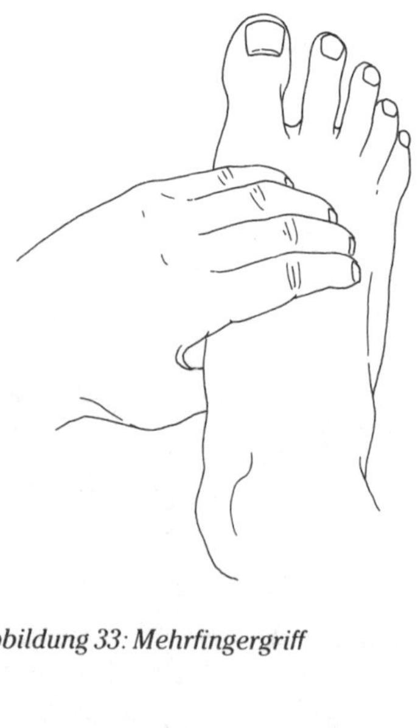

Abbildung 33: Mehrfingergriff

Mit diesen beiden Griffarten können wir je nach gewünschter Stärke einen direkten Druck von 10 bis 20 Sekunden ausüben.
Beim Wechseldruck dagegen wird mit dem Finger oder den Fingern mehrmals innerhalb von 10 bis 20 Sekunden in kurzen Abständen ein Druck ausgeübt, der schwingende Impulse gibt.

Das Kneifen
Beim Kneifen wird ein kurzer, kräftiger Druck mit Daumen und Zeigefinger auf ein Reflexfeld ausgeübt. Dieser Druck kann von oben nach unten oder von der Seite wirksam werden. Man sollte in kurzen Abständen kneifen, denn es soll schwingend, wiederkehrend (oszillierend) wirken. Sehen Sie sich dazu bitte die Abbildung 34 an.

Der Daumen-Finger-Gang
Mit dem sogenannten Daumen-Finger-Gang kann man einen gleichmäßigen, anhaltenden Druck auf die gewünschte Reflexzone an Fuß oder Hand ausüben. Mit diesem Zusammenspiel von Fingern und Daumen ergibt sich die Möglichkeit, bei der Reflexzonenbehandlung mehrere Reflexfelder zu bearbeiten.

Der Daumengang
In der Technik des Daumenganges finden wir die Grundlagen vom Einfach-, Kraft- und Feingriff wieder. Man greift mit den Fingern wie nach einem Stab, wobei der Daumen frei liegt. Mit dem freien Daumen, genauer gesagt mit der Fläche seines ersten Gliedes, kann man nun gezielt einen Gegendruck in dem gewünschten Reflexfeld erzeugen. Mit

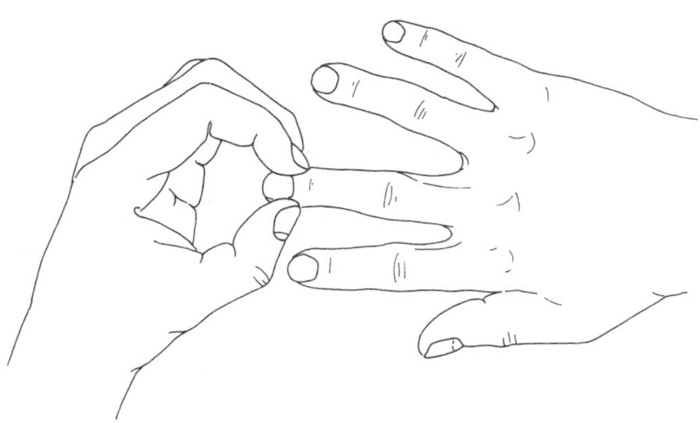

Abbildung 34: Kneifen

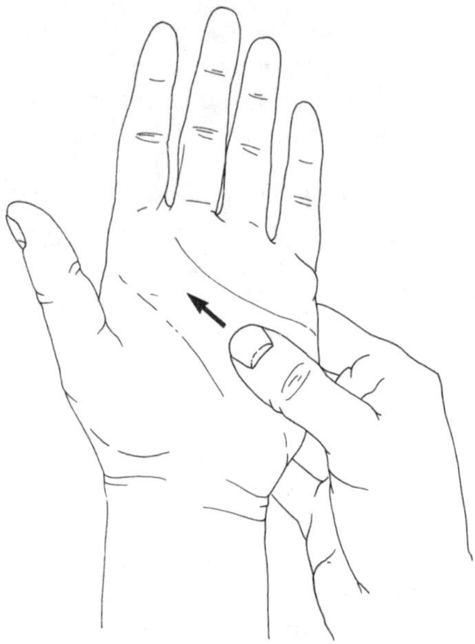

Abbildung 35: Daumengang an der Hand

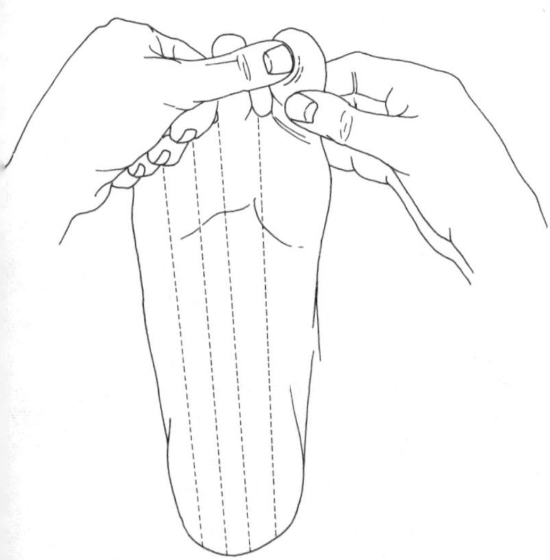

Abbildung 36: Daumengang am Fuß

dem Daumengang erreicht man einen gleichbleibenden Druck. Die ganze Hand ist zwar an diesem Vorgang beteiligt, doch die Bewegungen gehen nur vom Daumenendglied aus. Das Daumenendglied wird gebeugt und gestreckt und in die gewünschte Richtung geführt. Das Daumengrundglied wird dabei nur als Hebel benutzt und trägt zu einem indirekten Druck bei.

Wenn Sie die Reflexzonen der Fußsohle oder der Hand im Daumengang bearbeiten, hält die Arbeitshand den Fuß. Hierbei liegen die Fingerspitzen auf dem Fußrücken und bilden die Stütze für den Daumen. Die Fläche des Daumenendgliedes berührt die Fußsohle. Nun können Sie auf der Fußsohle im gewählten Reflexfeld den gewünschten Druck erzeugen oder die massierenden Bewegungen ausführen. Denn die Zusammenarbeit von Daumen und Fingern ermöglicht es, die verschiedenen Reflexflächen in ihrer Ausdehnung zu umkreisen. Eine jede in dieser Technik ausgeführte Bewegung sendet reflektorische Impulse an das betroffene Organ. Sehen Sie sich dazu auch die Abbildungen 35 und 36, Daumengang an der Hand und am Fuß, an.

Andere Techniken

Bei allen bisher vorgestellten Techniken stellt man die reflektorischen Beziehungen zu den Organen und Körperteilen durch Greifen, durch Ausüben von Druck und Bewegung, her. Damit ist immer ein rhythmisches Zusammenspiel von Daumen und Fingern verbunden. Es gibt jedoch noch verschiedene andere Anwendungsmöglichkeiten, mit denen man reflektorische Impulse und Signale über die Reflexzonen an die verschiedenen Organe und Körperteile weitergeben sowie ihre Funktion beeinflussen kann.

Das Binden

Diese Technik eignet sich sowohl für die Finger als auch für die Zehen. Sie ist ganz einfach durchzuführen, und das benötigte kleine Hilfsmittel findet man in jedem Büro oder Haushalt. Ein Gummiband (Gummiring) wird um die Zehe oder den Finger geschlungen, wodurch die Blutzirkulation in dem gebundenen Finger- oder Zehenglied zum Stillstand kommt. Man läßt das Gummiband 5 bis 10 bis höchstens 15 Minuten an Ort und Stelle. Danach wird es entfernt, und die Wirkung tritt oft sofort ein, sicher jedoch am nächsten Tag (siehe dazu die Abbildung 37).

Bitte beachten Sie: Bei jeder Behandlung, bei der eine Zeitangabe gemacht wird – und wenn es

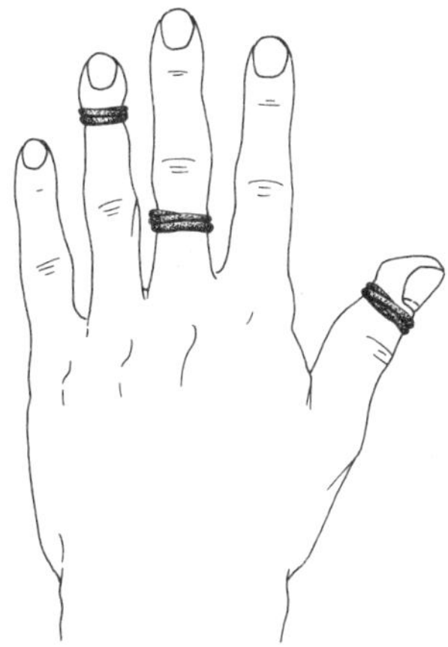

Abbildung 37: Binden

sich nur um Sekunden handelt –, sollten Sie diese korrekt beachten, also stets auf die Uhr schauen. Unser Zeitgefühl trügt nämlich, und die Behandlung kommt einem ohne exakte Kontrolle oft viel länger vor, als sie in Wirklichkeit gedauert hat. Daher sollten Sie dies immer beachten.

Beachten Sie außerdem bitte, daß kleine Kinder einen starken Nachahmungstrieb haben. Wenden Sie also eine Technik wie das Binden von Fingern und Zehen nicht vor kleinen Kindern an, damit diese sich durch unkontrolliertes Nachahmen keinen Schaden zufügen.

Das Klammern

Eine weitere Technik ist das Klammern. Dazu eignen sich Wäscheklammern, ebenfalls einfache Hilfsmittel, die in jedem Haushalt vor-

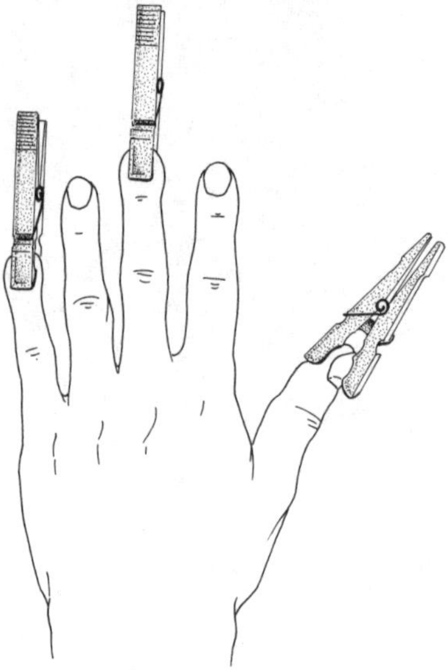

Abbildung 38: Klammern

handen sind. Man setzt die Klammern auf die Finger- oder Zehenendglieder und erzielt hiermit einen Dauerdruck auf die Finger- und Zehennägel, die Finger- und Zehenkuppen sowie auf die Finger- und Zehengelenke (siehe hierzu die Abbildung 38).

Das Bürsten

Eine andere Art, verschiedene Reflexzonen zu beeinflussen, besteht darin, sie mit einer harten Bürste (Waschbürste) zu bearbeiten. Dabei müssen Sie immer von den Außengebieten (der Peripherie) einer Reflexzone zum Körperzentrum hin bürsten, niemals in entgegengesetzter Richtung.

Das Beklopfen der Wirbelknochen

Das Beklopfen der Wirbelknochen und ihrer Dornfortsätze ist eine japanische Technik und wird Kiatsu genannt. Mit ihr können ebenfalls Organe und Körperteile sowie Körperfunktionen günstig beeinflußt werden. An sich selbst können Sie diese Technik nicht ausüben, Sie sind dabei also auf die Hilfe eines Partners angewiesen.
Es gibt zwei Möglichkeiten, eine Kiatsu-Behandlung durchzuführen. Der zu Behandelnde liegt entweder auf dem Bauch mit dem Gesicht nach unten, oder er setzt sich hin und läßt den Kopf nach vorn auf die Brust hängen. Der Ausführende legt eine Hand quer über die zu bearbeitenden Wirbelknochen mit ihren Dornfortsätzen (zum Beispiel über den Nacken) und schlägt nun in gleichmäßigem Rhythmus mit der Kleinfingerkante der freien Hand auf den aufgelegten Handrücken. Dabei federt der schlagende Unterarm im Ellenbogengelenk in seine Ausgangsstellung zurück, und der Arm soll angewinkelt sein (siehe hierzu die Abbildung 39).

Das Beklopfen der Füße

Es gibt noch eine andere Art des Klopfens, womit man von der Fußsohle und vom Fußrücken aus reflektorische Impulse und Signale an die Körperorgane und Funktionen übermittelt. Für diese Technik halten Sie die Hand, als ob Sie Beifall

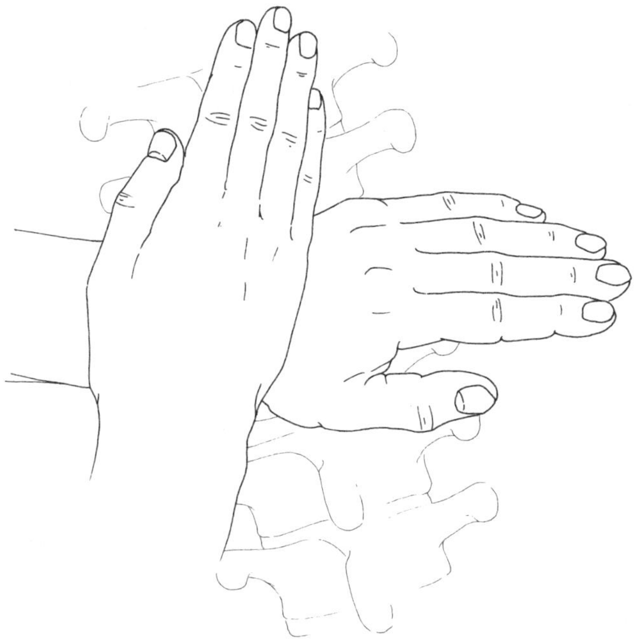

Abbildung 39: Beklopfen der Wirbelknochen

spenden wollten oder so, als ob Sie Flüssigkeit auffangen möchten. Sie krümmen nun in der angegebenen Weise beide Hände und klatschen sie zusammen. Dieses Klatschen soll hohl und dumpf klingen. Um die gezielte, erwünschte Wirkung zu erreichen, soll sich die Hand beim Klopfen der Fußform anpassen. Dies können Sie erreichen, wenn Sie die Finger entsprechend krümmen. Sollte bei diesem Beklopfen der Fuß oder das bearbeitete Teilgebiet rot werden, dann haben Sie Ihre Finger nicht genug gekrümmt und die Hand zu flach und zu offen gehalten.

Diese Technik wird gerne im Bereich der Knöchel, auf den Fußrücken und auf den Fußsohlen angewandt. Sehen Sie sich dazu auch die Abbildungen 40 (Beklopfen des Fußrükkens) und 41 (Beklopfen der Fußsohle) an. Beachten Sie bei dieser Technik besonders, daß Sie immer mit der gekrümmten Hand arbeiten müssen.

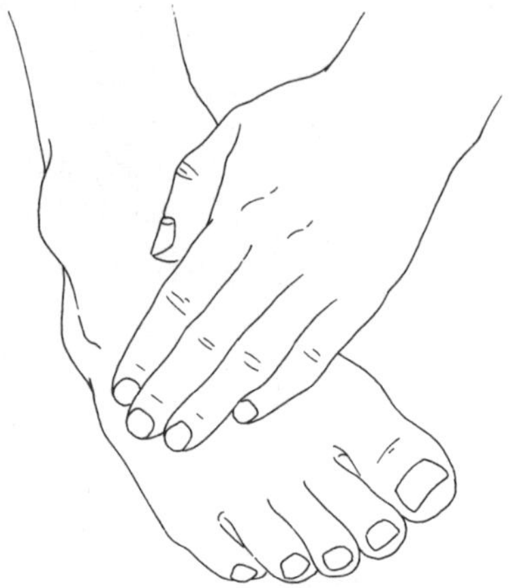

Abbildung 40: Beklopfen des Fußrückens

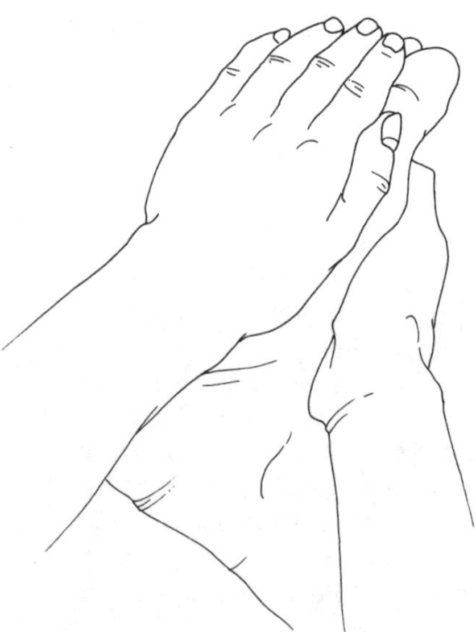

Abbildung 41: Beklopfen der Fußsohle

Das weiche Hacken

Als weitere Technik kann das sogenannte Hacken angewandt werden. Unter Hacken versteht man in diesem Zusammenhang eine verfeinerte Art des Klopfens. Beim weichen Hacken wird die ausführende Hand gekrümmt, wie Sie es vom Beklopfen der Wirbelknochen kennen. Sie müssen bei dieser Technik darauf achten, daß Sie mit einer lockeren Hand arbeiten. Die Finger müssen locker und entspannt sein, und beim Ausführen des Schlages müssen die Fingerknöchel locker aufeinanderfallen.

Sie dürfen nie mit gestreckter Hand arbeiten, wie beispielsweise bei der Ausführung eines Handkantenschlags, denn ein zu harter Schlag führt zu Verletzungen und kann daher sehr schmerzhaft sein. Zur Einübung sollten Sie diese Hackschläge zuerst einmal an Ihrem Unterarm oder Oberschenkel ausprobieren, damit Sie ein Gefühl für den Schlag bekommen. Zur Therapie wenden Sie diese Technik dann an den Muskelpartien des Fußes an und können damit ebenfalls reflektorische Signale setzen (siehe hierzu die Abbildungen 42 und 43).

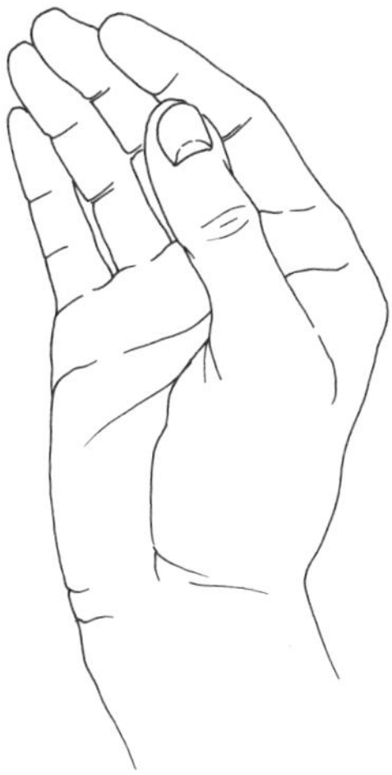

Abbildung 42: Weiches Hacken, Handhaltung

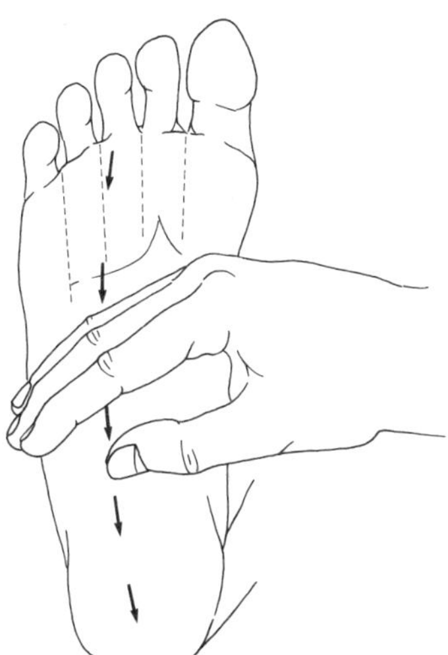

Abbildung 43: Hacken auf der Fußsohle

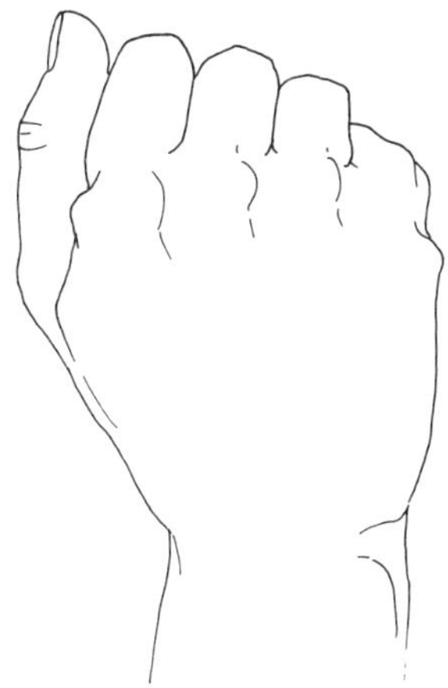

Abbildung 44: Perkussionstechnik, Handhaltung

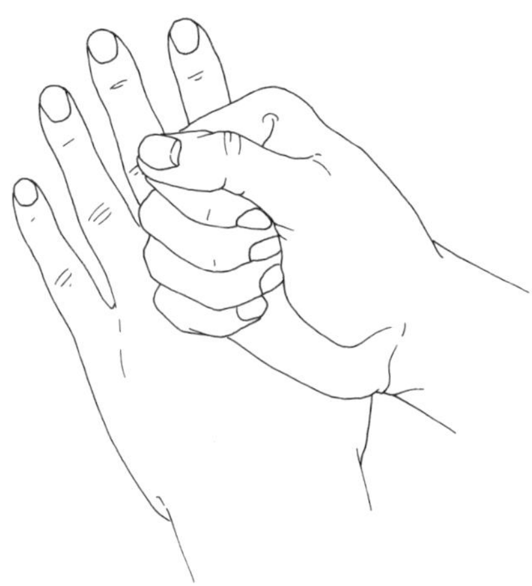

Abbildung 45: Perkussionstechnik auf dem Handrücken

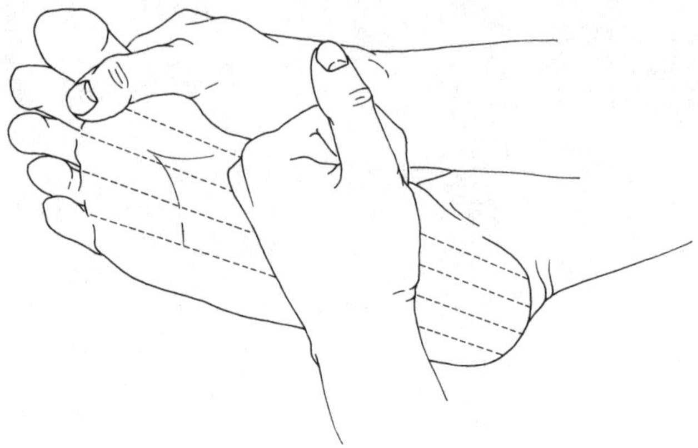

Abbildung 46: Perkussionstechnik auf der Fußsohle

Die Perkussionstechnik

Um die Perkussionstechnik anzuwenden, schließen Sie die Hand zu einer lockeren Faust. Die Verbindung mit der zu bearbeitenden Hand oder dem Fuß wird durch die fleischige Kante der Kleinfingerseite hergestellt. Bei der Perkussionstechnik ist nicht die Kraft ausschlaggebend, sondern das Tempo. In schnellem Rhythmus sollen die Muskeln am Fuß oder an der Hand bearbeitet werden, wodurch man erreicht, daß sie sich entspannen (siehe hierzu die Abbildungen 44, 45 und 46).

Die Anwendung der Techniken an den Füßen

Nachdem Sie nun die wichtigsten Techniken der Reflexzonentherapie kennengelernt haben, können Sie sich ihrer praktischen Anwendung zuwenden. Im folgenden soll erläutert werden, wie man die einzelnen Griffe und Techniken geschickt und richtig einsetzt.

Die Massage auf den Fußsohlen

Genau wie bei der Beschreibung der Lage der Reflexzonen wollen wir bei der Beschreibung der Massagetechniken mit der Fußsohle beginnen.
Als erste praktische Anwendung soll der Daumengang beschrieben werden. Mit dem Daumengang können Sie alle auf der Fußsohle vorkommenden Reflexzonen beeinflussen. Wir beginnen mit einigen allgemeinen Beispielen für die Bearbeitung verschiedener Reflexzonen auf der Fußsohle im Daumengang.

Beispiel 1
Mit der freien Hand (Haltehand) halten Sie die Großzehe (siehe Abbildung 36) zwischen Daumen und Zeigefinger. Hierbei liegt der Zeigefinger auf dem Großzehennagel und der Daumen auf der Basis des Grundgliedes. Das Daumenendglied der Arbeitshand legen Sie auf die Sohlenfläche des Großzehen-Endglieds. Achten Sie dabei darauf, daß das Daumenendglied der Arbeitshand mit seiner Fläche ganz aufliegt. Nun beginnen Sie damit zu massieren wie beschrieben: beugen – strekken, beugen – strecken, usw.

Beispiel 2
Die Finger der Haltehand legen Sie als Stütze auf die Zehen zwei bis fünf. Die Finger der Arbeitshand legen Sie auf die Finger der Haltehand und den Daumen der Arbeitshand an das Großzehen-Grundgelenk. Nun arbeiten sie sich im Daumengang an der Fußinnenseite der Großzehe und in ihrer Mitte aufwärts bis zur Zehenkuppe (siehe dazu die Abbildung 47).

Beispiel 3
Mit der Arbeitshand umfassen Sie den Fuß. Der Daumen liegt dabei auf der Fußsohle in der Furche der Zehengrundgelenke. Jetzt werden im

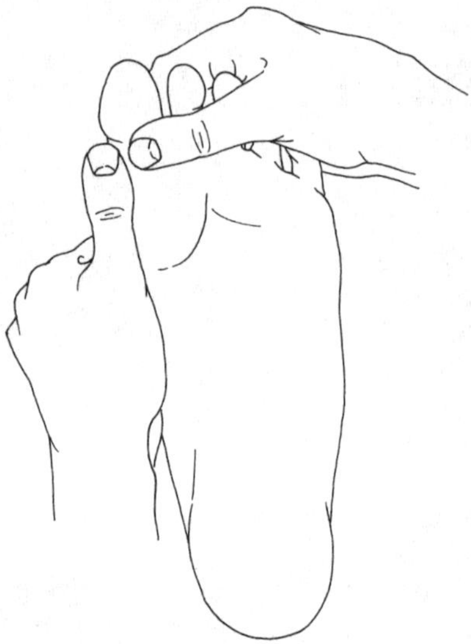

Abbildung 47: Daumengang an der Großzehe

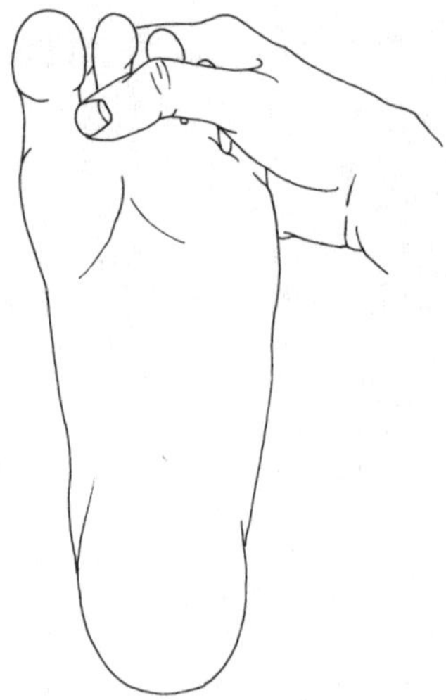

Abbildung 48: Daumengang zwischen den Zehen

Daumengang von der Großzehe in Richtung Kleinzehe die Häute zwischen den Zehen massiert. Hierbei massiert man in die Zehenzwischenräume hinein, jedoch mit Vorsicht, denn die Haut zwischen den Zehen ist besonders empfindlich. Wenn Sie zu lange Fingernägel haben, können Sie sich leicht verletzen. Zur Anleitung benutzen Sie bitte die Zeichnung 48.

Beispiel 4

Der Einzelfingergriff ist wohl eine der am leichtesten anzuwendenden Techniken. Die Abbildung 49 zeigt, wie Sie die Hand legen müssen, wenn Sie zum Beispiel an der Großzehe massieren oder Druck ausüben wollen. Sie legen den Handteller der Arbeitshand auf den Fuß, den Sie bearbeiten wollen, und zwar hier auf die Zehen. Die Kuppe des Zeigefingers liegt dann auf der Fläche des Großzehen-Endgliedes. Mit dem Zeigefinger können Sie jetzt massieren oder den Wechseldruck mit der Einzelfingertechnik ausüben. Sehen Sie sich dazu auch die Zeichnungen 32 und 36 an. Bei der Abbildung 36 handelt es sich zwar um den Daumengang, aber bei dieser Art, die Arbeitshand zu führen, kann man auch den Einzelfingerdruck ausüben.

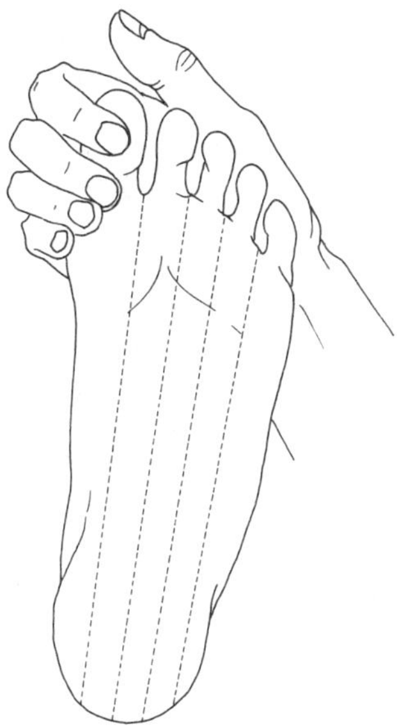

Abbildung 49: Einzelfingergriff an der Großzehe

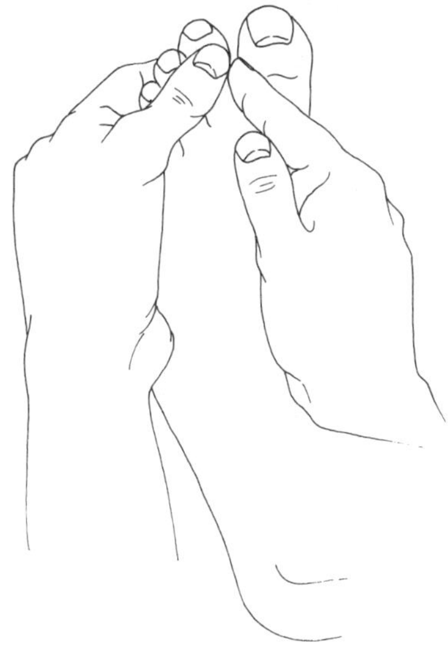

Abbildung 50: Einzelfingergriff an der zweiten Zehe

Beispiel 5
Hierbei handelt es sich ebenfalls um eine Einzelfingertechnik. Von der Fußinnenseite her halten Sie die zweite Zehe am mittleren Glied mit der Haltehand zwischen Daumen und Zeigefinger. Mit dem Zeigefinger der Arbeitshand massieren Sie dann die Seitenfläche der zweiten Zehe. Jetzt können Sie den Griff wechseln und mit dem anderen Zeigefinger die Außenfläche der Großzehe (die Fläche in Richtung der zweiten Zehe) bearbeiten. (Siehe hierzu die Abbildung 50.)

Beispiel 6
Anhand dieses Beispiels soll die praktische Anwendung des Mehrfingergriffs demonstriert werden. In die Vertiefung entlang der Zehengrundgelenke legen Sie die Fingerspitzen der Arbeitshand. Mit der Haltehand umfassen Sie den Fuß, um den gewünschten Gegendruck zu erhalten. Mit dem Mehrfingergriff arbeiten Sie sich dann vor in Richtung Zehenzwischenräume. Wegen der dünneren, empfindlichen Haut an diesen Stellen sollten Sie wieder besonders auf Ihre Fingernägel achten.

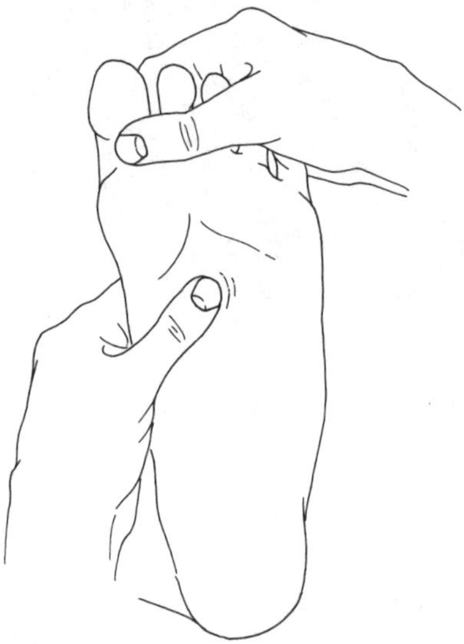

Abbildung 51: Direkter Druck auf der Fußsohle

Beispiel 7
Da wir mit dem direkten Druck alle Reflexzonen der Fußsohle bearbeiten können, wollen wir uns in diesem Beispiel damit beschäftigen.
Wenn Sie direkten Druck ausüben wollen, halten Sie den Fuß mit der Haltehand. Mit der Arbeitshand setzen Sie die Daumenkuppe auf die ausersehene Stelle auf der Fußsohle. Mit der Haltehand führen Sie mit dem Fuß kreisende Bewegungen durch. Mit dem auf seinem Punkt stehenden Daumen der Arbeitshand üben Sie dabei den erwünschten Druck aus. Mit dieser Technik können Sie praktisch an jeder Stelle der Fußsohle die Reflexzonen bearbeiten (siehe dazu die Zeichnung 51).

Da wir es bei der Reflexzonentherapie überwiegend mit den Reflexzonen am Fuß zu tun haben, von denen aus wir die Organe am besten beeinflussen können, folgen hier noch weitere Massagebeispiele zu einzelnen Reflexzonen, und dies speziell für den Daumengang und den Einzelfingergriff. Es sind dies Techniken, die für den Einstieg in die Reflexzonentherapie am geeignetsten sind. Es wird dabei beschrieben, um welche Reflexzonen es sich handelt. Die jeweils dazugehörigen Zeichnungen dienen als kleine Hilfe, damit Sie sich leichter orientieren und die entsprechenden Reflexzonen schneller finden können.

Beispiel 8
Mit diesem Beispiel wird gezeigt, wie Sie im Daumengang die Reflexzone der ganzen Wirbelsäule massieren können. Vom Großzehen-Grundglied bis einschließlich des Kahnbeins erstreckt sich, zum größten Teil im Fußgewölbe, das Reflexgebiet der gesamten Wirbelsäule (Halswirbelsäule, Brustwirbelsäule, Lendenwirbelsäule, Kreuzbein und Steißbein). Es verläuft in diesem Bereich auf den Knochenkanten.
Mit der Arbeitshand bilden Sie eine Faust und arbeiten mit gestrecktem Daumen. Der Arbeitsdaumen wird schräg zur Fußsohle angesetzt,

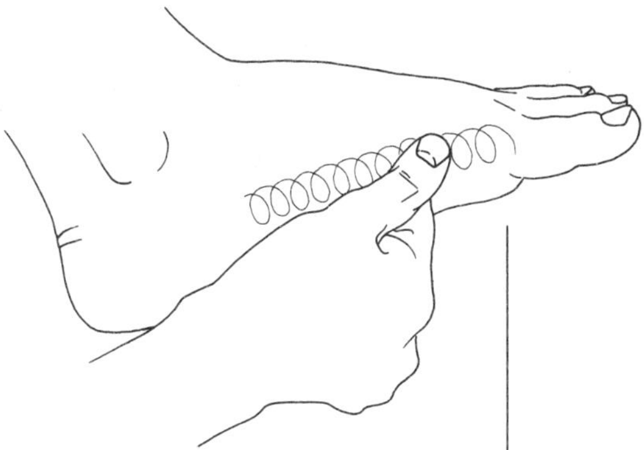

Abbildung 52: Massage der Reflexzone der Wirbelsäule

damit Sie die Knochenkante fühlen können. Hierbei müssen Sie einen stärkeren Druck ausüben. Mit der Fläche des Arbeitsdaumens können Sie nun die Reflexzone der Wirbelsäule mit kreisenden Bewegungen massieren (siehe dazu die Abbildung 52). Wenn Sie nur einen Teil der Wirbelsäule, beispielsweise die Halswirbelsäule, massieren wollen, dann nehmen Sie sich nur diesen Abschnitt der Reflexzone vor.

Beispiel 9
Ebenfalls im Daumengang wird die Reflexzone für die Schilddrüse und die Thymusdrüse bearbeitet. Die Lage der Schilddrüsenzone ist bei der Reflexzonenbeschreibung ausführlich erläutert. Sie umfassen den zu bearbeitenden Fuß von der Kleinzehenseite her. Dabei liegen die Finger der Haltehand auf dem Fußrücken, und der Daumen liegt auf der Fußsohle. Mit der Arbeitshand bilden Sie eine lockere Faust, und der Arbeitsdaumen liegt mit seiner Fläche auf dem Reflexfeld der Schilddrüse. Diese Reflexzone wird nun mit kleinen, kreisenden Spiralen massiert (siehe dazu die Abbildung 53).

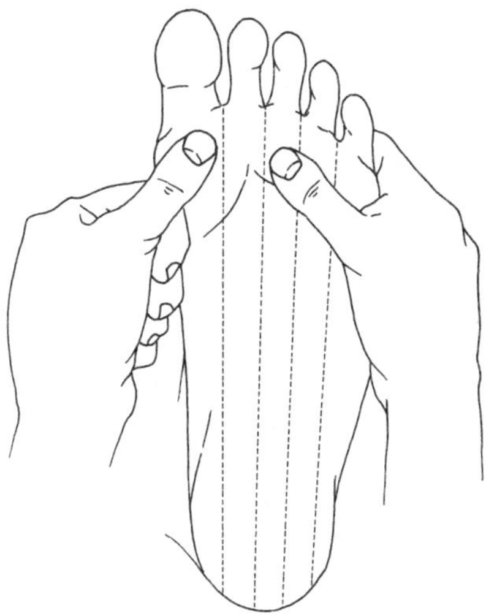

Abbildung 53: Massage der Reflexzone von Schilddrüse und Thymusdrüse

Beispiel 10
Die Reflexzone der Milz wird gleichfalls im Daumengang massiert, wie Sie aus der Zeichnung 54 ersehen. Mit der Haltehand umgreifen Sie den zu bearbeitenden Fuß. Die Finger liegen auf den Zehen und Fußrücken, der Daumen liegt auf der Fußsohle. Den Bereich der Milzreflexzone können Sie nun mit dem Arbeitsdaumen in Fußlängsrichtung zur kleinen Zehe hin massieren.

Beispiel 11
Um die Reflexzone der Leber und der Gallenblase zu massieren, legen Sie die Haltehand von der Großzehenseite her an. Der Daumen liegt auf der Fußsohle, die Finger liegen auf den Zehen und dem Fußrücken. Legen Sie die Fläche des Arbeitsdaumens auf das Reflexfeld der Leber in der Fußlängszone 4, und massieren Sie hier mit leichtem Druck (siehe hierzu die Abbildung 55).

Beispiel 12
Wenn Sie die Reflexzone des Herzens massieren, halten Sie mit der rechten Hand den linken Fuß, wie schon des öfteren beschrieben. Mit der linken Hand bilden Sie eine lockere Faust mit gestrecktem Daumen. Mit diesem massieren Sie dann, wie in der Abbildung 56 zu sehen, in der Längszone 2 das Reflexfeld des Herzens. Hier dürfen Sie nur leicht massieren, keinen starken Druck ausüben und keinesfalls bohren.

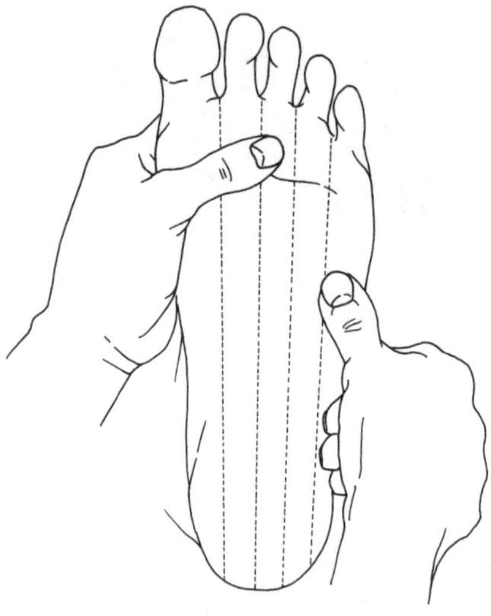

Abbildung 54: Massage der Reflexzone der Milz

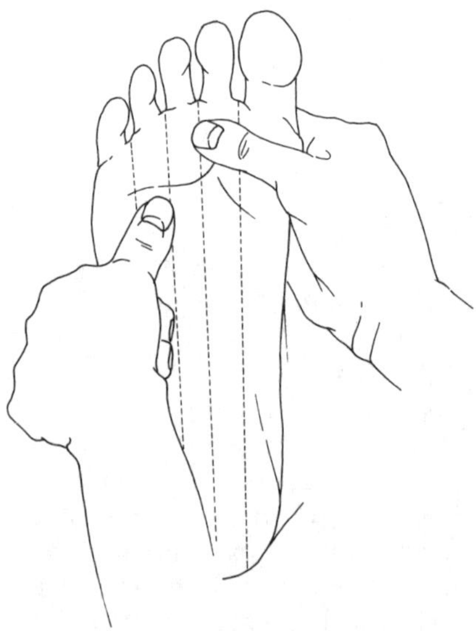

Abbildung 55: Massage der Reflexzone von Leber und Gallenblase

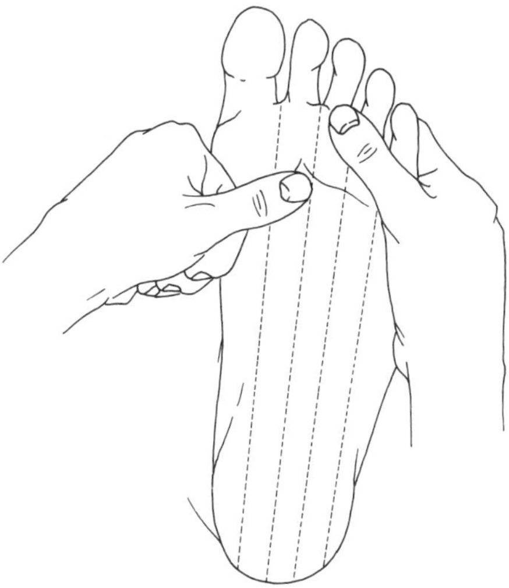

Abbildung 56: Massage der Reflexzone des Herzens

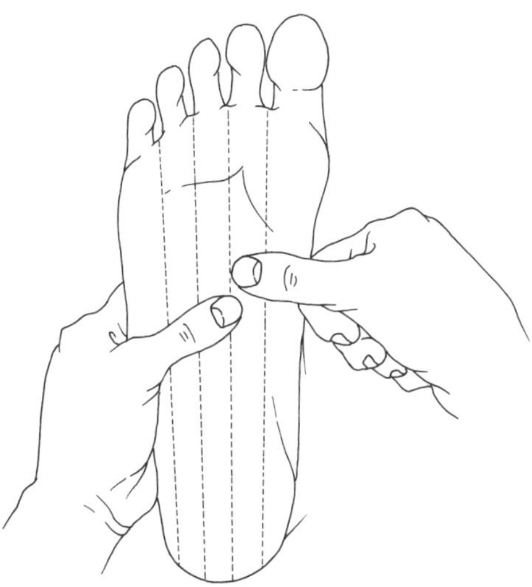

Abbildung 57: Massage der Reflexzone von Magen und Zwölffingerdarm

Beispiel 13

Mit dem Daumengang wird die Reflexzone von Magen und Zwölffingerdarm massiert, die in den Längszonen 1 und 2 auf beiden Fußsohlen, aber ausgeprägter auf der rechten zu finden ist. Der Daumen der Haltehand wird an der schmalsten Stelle der Fußsohle in Höhe der Basis der Mittelfußknochen von der Kleinzehenseite her quer auf die Fußsohle gelegt. Die Spitze des Daumens liegt dann an der Grenzlinie der Längszone 2. Den Arbeitsdaumen schieben Sie an den Haltedaumen und massieren mit ihm das Magenreflexfeld (siehe hierzu die Abbildung 57).

Beispiel 14

Die Abbildung 58 zeigt den Massagegriff für die Reflexzone der Bauchspeicheldrüse auf der linken Fußsohle. Die Haltehand umfaßt den Fuß von der Kleinzehenseite. Die Finger liegen dabei als Stütze auf dem Fußrücken, und der Daumen liegt auf der Fußsohle. Mit dem Daumen der Arbeitshand wird das Reflexfeld der Bauchspeicheldrüse mit leichtem Druck massiert.

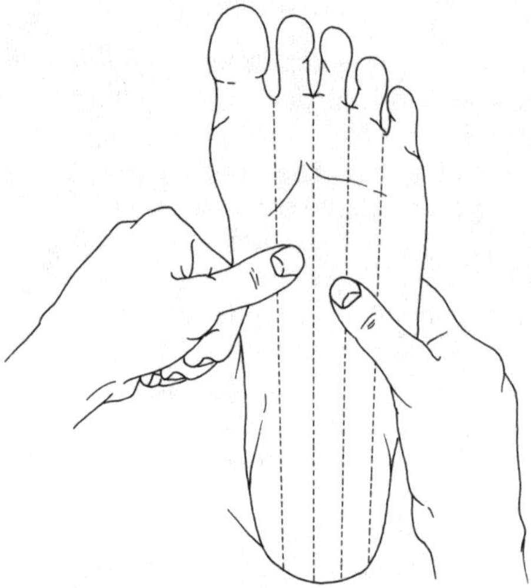

Abbildung 58: Massage der Reflexzone der Bauchspeicheldrüse

Beispiel 15

Da die Reflexzone des Dünndarms auf beiden Fußsohlen in gleicher Position in den Längszonen 1 bis 3 liegt, müssen auch beide Fußsohlen im Daumengang massiert werden. Dazu beachten Sie bitte die Zeichnung 59. Sie umfassen jeweils den Fuß mit der Haltehand und massieren die Reflexzone des Dünndarms mit kleinen Spiralen mit der Daumenfläche der jeweiligen Arbeitshand.

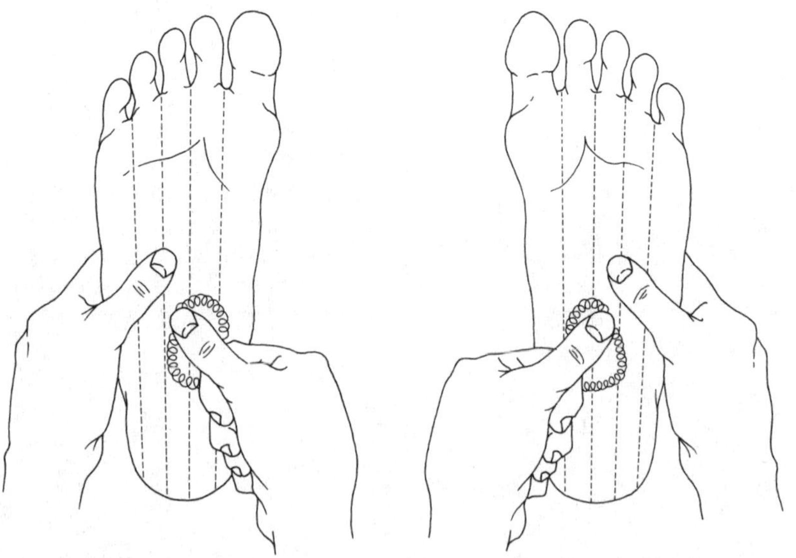

Abbildung 59: Massage der Reflexzone des Dünndarms

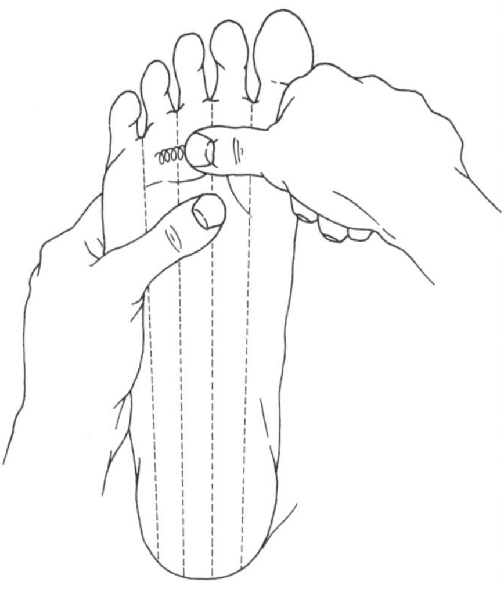

Abbildung 60: Massage der Reflexzone der Lunge

Beispiel 16

Die Lunge hat ihre Reflexzone ebenfalls auf beiden Fußsohlen in den Längszonen 2 bis 4. Daher wird dieses Reflexfeld gleichfalls beidseitig im Daumengang bearbeitet, und zwar in einem Oval von der Zone 2 bis 4 und von hier wieder nach Zone 2. Die Haltehand hält bei diesem Massagegang den Fuß von der Kleinzehenseite. Zum Massieren bilden Sie mit der Arbeitshand eine lockere Faust mit gestrecktem Daumen. Mit diesem Daumen bearbeiten Sie dann bei leichtem Druck die Reflexzone der Lunge (siehe dazu die Abbildung 60).

Beispiel 17

Die für den querverlaufenden Dickdarm zuständige Reflexzone ist wiederum auf beiden Fußsohlen in gleicher Anordnung vorhanden. Wie aus der Abbildung 61 zu ersehen ist, kann man sie im Daumengang gut bearbeiten, und zwar in kleinen Spiralen bei leichtem Druck.
Anschließend massieren Sie auf der rechten Fußsohle die Reflexzone des aufsteigenden Dickdarms von der Fersenseite aufwärts Richtung Längszone 1 (siehe Abbildung 62).
Entsprechend bearbeiten Sie auf der linken Fußsohle die Reflexzone des absteigenden Dickdarms (siehe Abbildung 63). Dazu beginnen Sie an der Fußinnenseite, massieren in Richtung Fußaußenseite bis zur Längszone 4 und dann abwärts in Richtung Ferse.
Daran schließen sich die Reflexzonen des S-Darms, des Mastdarms und des Afters an, die Sie in Richtung Fußinnenseite und am Fersenrand entlang bearbeiten.

Beispiel 18

Im Daumengang wird auch die Reflexzone des Gehirns bearbeitet. Sie halten das Großzehen-Endglied mit Zeigefinger und Daumen. Der Zeigefinger liegt hierbei auf dem Großzehennagel, der Daumen hingegen auf der Fläche des Großzehen-Grundgliedes. Mit dem Arbeitsdaumen wird mit leichtem Druck massiert (siehe hierzu die Zeichnung 64).

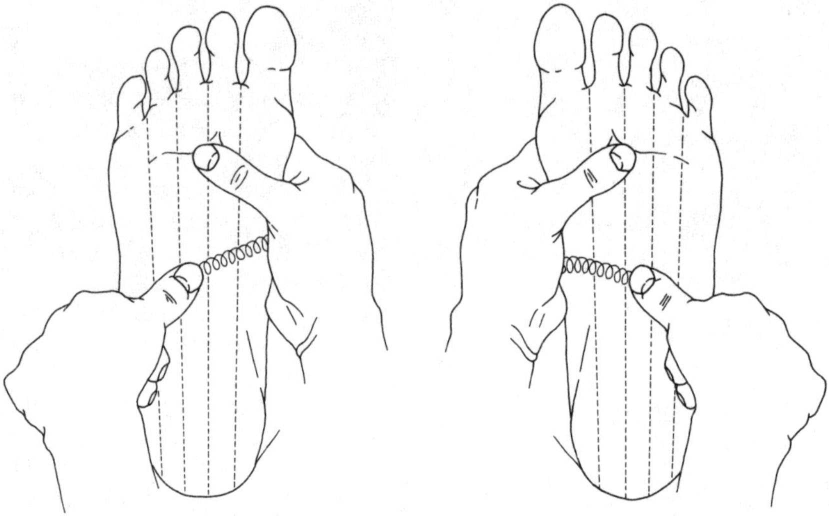

Abbildung 61: Massage der Reflexzone des querverlaufenden Dickdarms

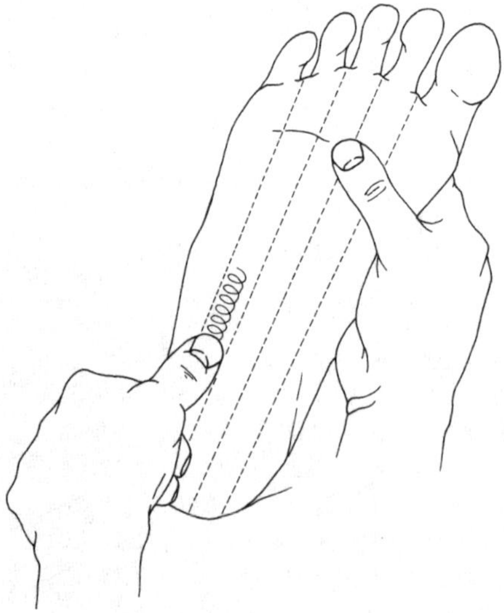

Abbildung 62: Massage der Reflexzone des aufsteigenden Dickdarms

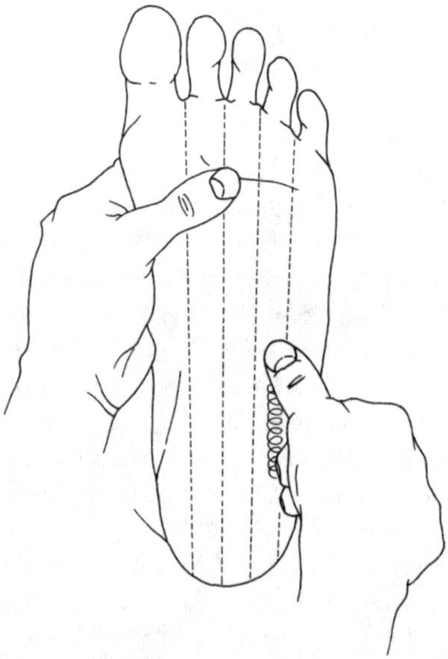

Abbildung 63: Massage der Reflexzone des absteigenden Dickdarms

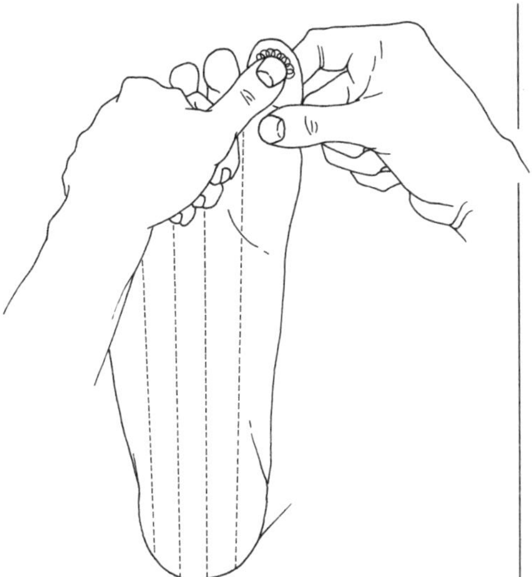

Abbildung 64: Massage der Reflexzone des Gehirns

Anhand der vorangegangenen Massagebeispiele kann man ersehen, daß alle Reflexzonen auf der Fußsohle mit dem einfachen Daumengang massiert werden können. Für den Großteil der Reflexzonen auf den Fußsohlen haben Sie durch die Beschreibungen und die dazugehörigen Zeichnungen eine genaue Anleitung, wenn Sie mit der Massage beginnen. Mit der Zeit, wenn die Routine vorhanden ist, werden Sie bestimmt auch die anderen angebotenen Techniken ausprobieren und anwenden. Aber gerade für den Anfänger ist meines Erachtens der einfache Daumengang der geeignetste Massagegriff, denn er ist leicht zu beherrschen, und man kann nichts verkehrt machen. Ferner ist es bestimmt am Anfang leichter, nur mit einem Finger zu arbeiten, da man sich ja auch noch auf den Verlauf der Reflexzone, die massiert werden soll, konzentrieren muß.

Die Massage auf den Fußrücken

Wir wenden uns jetzt dem Fußrücken zu und den verschiedenen Techniken, die hier angewandt werden können, wobei sich auch hier fast alle Reflexzonen mit dem einfachen Daumengang massieren lassen. Bevor wir uns aber mit den Massagegriffen beziehungsweise Beispielen befassen, werden noch einige Techniken, die speziell für den Fußrücken geeignet sind, vorgestellt.

Beim einfachen Daumengriff, den Sie auf der Abbildung 65 beim Massieren der Zehen sehen, liegen die Finger der Arbeitshand auf der Fußsohle, um den Gegendruck zu erzeugen. Der Arbeitsdaumen bearbeitet die Zehen.

Den einfachen Daumengang können Sie auch gut für die Kneiftechnik einsetzen (siehe hierzu auch die Abbildungen 32 und 34). Wenn Sie die Kneiftechnik zwischen den Zehen anwenden, müssen Sie wieder vor-

sichtig mit der zarten Haut an diesen Stellen umgehen, damit Sie sich nicht verletzen.
Die Zeichnung 66 zeigt die Anwendung des Mehrfingergangs auf dem Fußrücken. Mit diesem Griff arbeitet man in den Längsfurchen zwischen den Zehen, und zwar von der Fußaußenseite (Kleinzehenseite) quer über den Fußrücken zur Fußinnenseite. Wie uns die Abbildung 67 zeigt, legt man die Fingerkuppen der Arbeitshand auf den Fußrücken. Der Daumen ruht auf der Fußsohle, und mit ihm wird der Druck ausgeübt. Indem Sie die Finger der Arbeitshand beugen und strecken, können Sie die

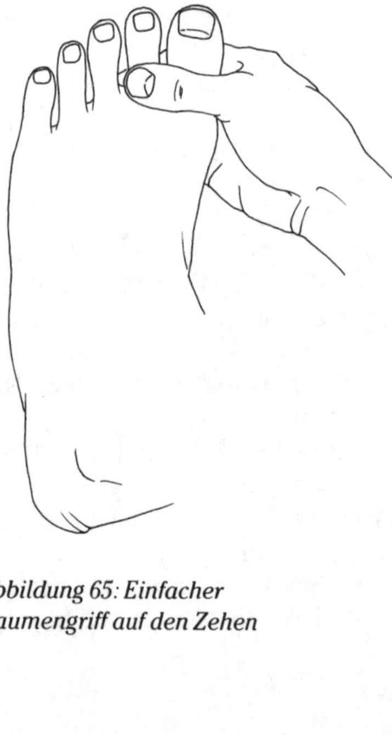

Abbildung 65: Einfacher Daumengriff auf den Zehen

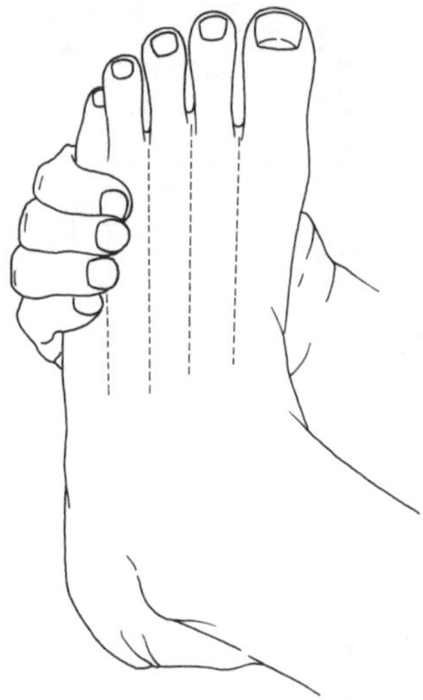

Abbildung 66: Mehrfingergang von der Fußaußenseite her

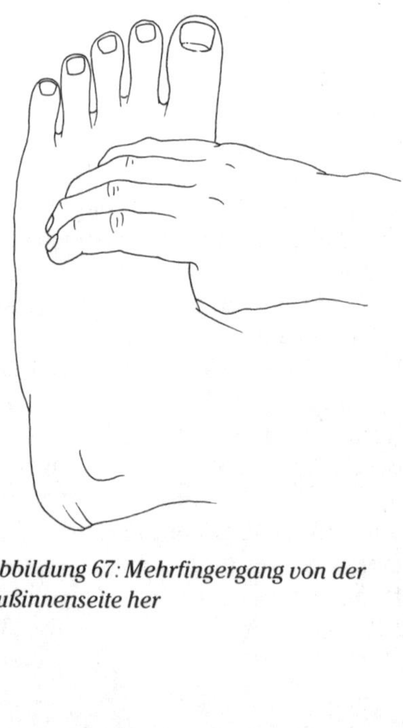

Abbildung 67: Mehrfingergang von der Fußinnenseite her

Reflexzonen quer über den Fußrükken bearbeiten.
Anhand der folgenden Massagebeispiele soll wieder gezeigt werden, wie Sie mit dem einfachen Daumengang die Reflexzonen auf dem Fußrücken bearbeiten können.

Beispiel 19
Um die Reflexzone der Schulter zu bearbeiten, umfassen Sie den Fuß mit der Haltehand von der Innenseite her. Die Finger liegen auf dem Fußrücken, der Daumen liegt auf der Fußsohle. Mit dem gestreckten, freien Daumen der Arbeitshand massieren Sie das Reflexfeld der Schulter (siehe hierzu die Abbildung 68). Massiert wird bis zur Fußsohlen-Außenseite, zum Beginn des Übergangs der Fußsohle zum Fußrücken. Die Massage wird in kleinen Spiralen mit wenig Druck ausgeführt.

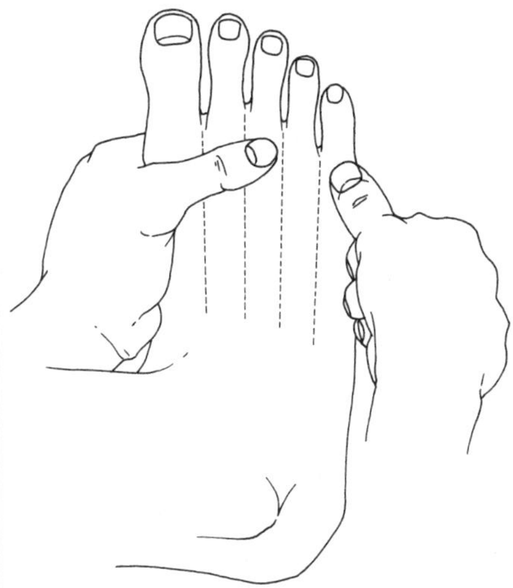

Abbildung 68: Massage der Reflexzone der Schulter

Beispiel 20
Die Reflexzone der Hüfte wird in gleicher Weise bearbeitet wie das Reflexfeld der Schulter (siehe dazu die Abbildung 69). Beim Massieren sollten Sie beachten, daß sich die Haut am Fußrücken leicht verschieben läßt. Vermeiden Sie daher einen zu harten Druck, um keine Schmerzen an der Beinhaut und den Mittelfußknochen hervorzurufen.

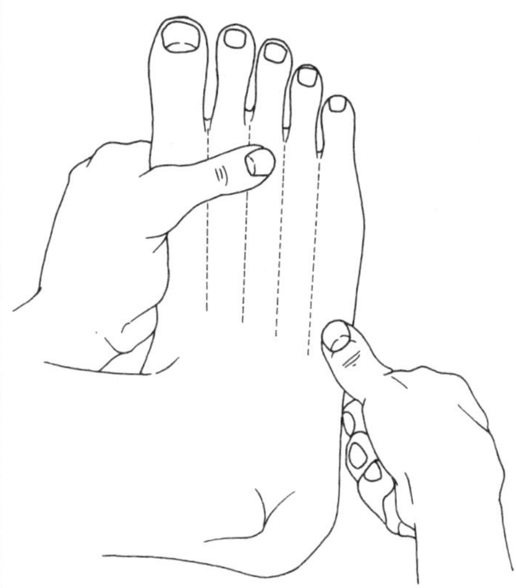

Abbildung 69: Massage der Reflexzone der Hüfte

Beispiel 21
Mit dem Daumen und Zeigefinger halten Sie die Großzehe, um die Reflexzone für das Gesicht zu massieren. Den Großzehennagel, die Reflexzone für das Gesicht, bearbeiten wir dann mit dem Zeigefinger bei starkem Druck (siehe hierzu die Abbildung 70).

Beispiel 22
Mit dem gestreckten Zeigefinger werden auch die Reflexzonen der Zähne massiert. Der Daumen der Haltehand hat hier eine besondere Funktion: Er liegt auf der Fußsohle, und zwar in der Höhe des Köpfchens desjenigen Mittelfußknochens, dessen Zehe bearbeitet wird, und übt von hier Druck aus. Der massierende gestreckte Zeigefinger wird nicht zwischen die Zehen geschoben, sondern seine Kuppe liegt am Anfang des Zehengrundgliedes. Der gestreckte Zeigefinger massiert vom Fußrücken aus und wird unterstützt durch den Druck vom Daumen der Haltehand von der Fußsohle aus. Als Anleitung hierzu beachten Sie bitte die Abbildung 71.

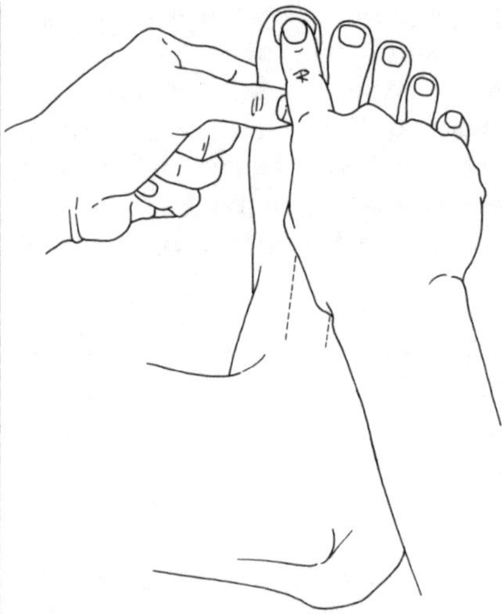

Abbildung 70: Massage der Reflexzone des Gesichts

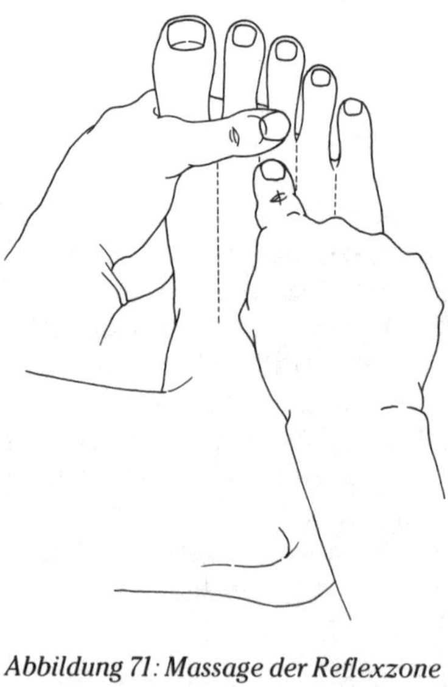

Abbildung 71: Massage der Reflexzone der Zähne

Beispiel 23
Auf dem Fußrücken wird das Reflexfeld für den Arm und den Ellenbogen massiert, und zwar gleichfalls im Daumengang. Sie halten den Fuß von der Großzehenseite her. Dabei liegen die Finger auf dem Fußrükken, und der Daumen liegt auf der Fußsohle. Mit einer lockeren Faust mit gestrecktem Daumen wird die Reflexzone, die quer über den Fußrücken läuft, bearbeitet. Dieses Reflexfeld ist fast daumenbreit, und Sie müssen hier darauf achten, daß die Köpfchen der Mittelfußknochen beim Massieren noch miteinbezogen werden (siehe dazu das Massagebeispiel auf Abbildung 72).

Beispiel 24
Auch die Reflexzone der weiblichen Brust wird im Daumengang auf dem Fußrücken massiert. Der Fuß wird von der Kleinzehenseite aus gehalten, wobei der Daumen der Haltehand im vorderen Drittel des Fußgewölbes liegt. Mit dem gestreckten Daumen der Arbeitshand massieren Sie die Reflexzone mit ganz leichtem Druck. Massieren Sie vorsichtig wegen der Knochenhaut an den Schäften der Mittelfußknochen. (Siehe hierzu die Abbildung 73.)

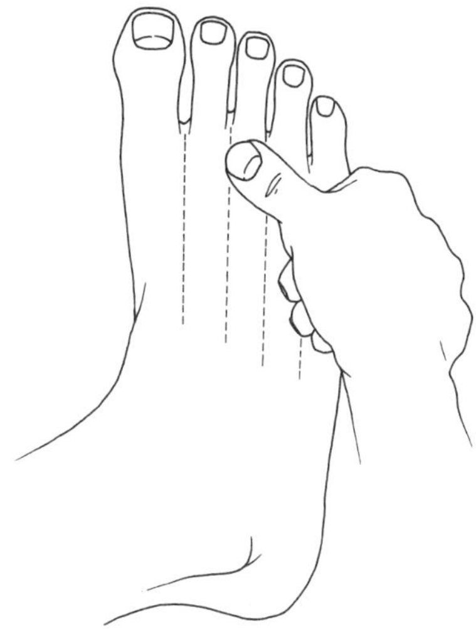

Abbildung 72: Massage der Reflexzone von Arm und Ellenbogen

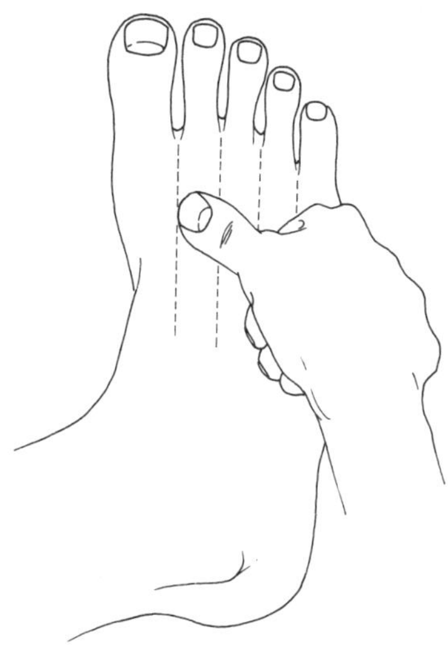

Abbildung 73: Massage der Reflexzone der weiblichen Brust

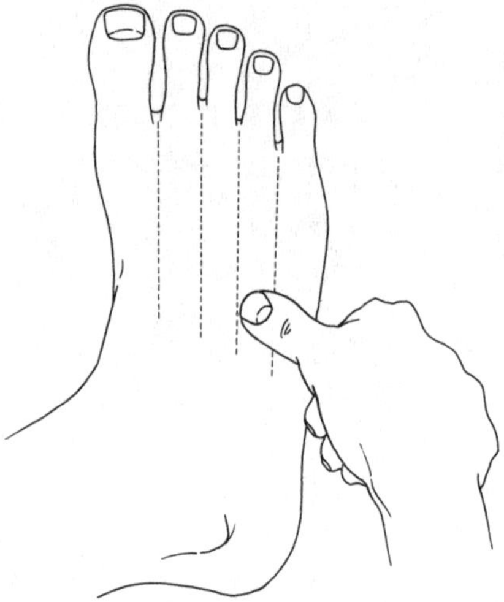

Abbildung 74: Massage der Reflexzone der Leistenlymphdrüse

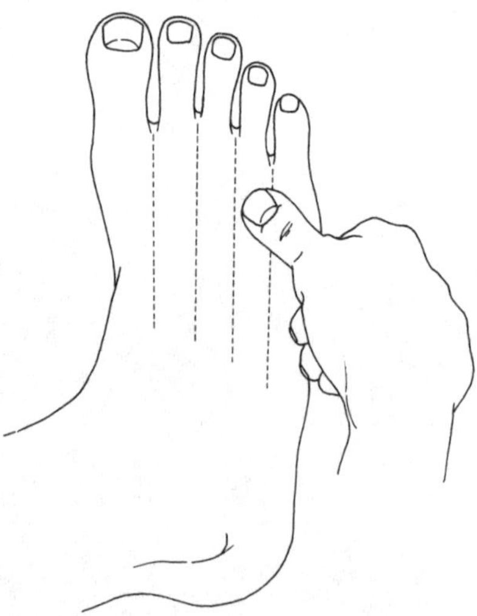

Abbildung 75: Massage der Reflexzone der Achsellymphdrüse

Beispiel 25

Das Reflexgebiet der Leistenlymphdrüse wird gleichfalls im Daumengang massiert. Hierzu haben Sie zwei Möglichkeiten: Der Fuß wird in beiden Fällen von der Großzehenseite her gehalten; mit dem gestreckten Arbeitsdaumen können Sie dann entweder von der Fußlängsrichtung oder von der Kleinzehenseite aus die Reflexzone quer über den Fußrükken massieren (als Anleitung siehe hierzu die Abbildung 74).

Beispiel 26

Beim Massieren der Achsellymphdrüsen-Reflexzone wenden Sie ebenfalls den Daumengang an. Gehalten wird der Fuß von der Innenseite her. Massieren Sie in der gleichen Technik, wie bei der Leistenlymphdrüse beschrieben (siehe hierzu die Zeichnung 75).

Die Massagebeispiele am Fußrükken zeigen, daß man auch hier die Reflexzone gut und sicher im Daumengang bearbeiten kann. Ich empfehle Ihnen jedoch, daß Sie die anderen angebotenen Techniken nach einer gewissen Einarbeitung und Fertigkeit ebenfalls anwenden.

Die Massage auf den Fußinnenseiten

Jetzt fehlen uns noch die Techniken und Beispiele für die Fußinnen- und die Fußaußenseiten, die im folgenden beschrieben werden. Wir beginnen mit den Techniken für den Innenfuß, indem wir uns mit anderen Varianten des Daumengangs beschäftigen.

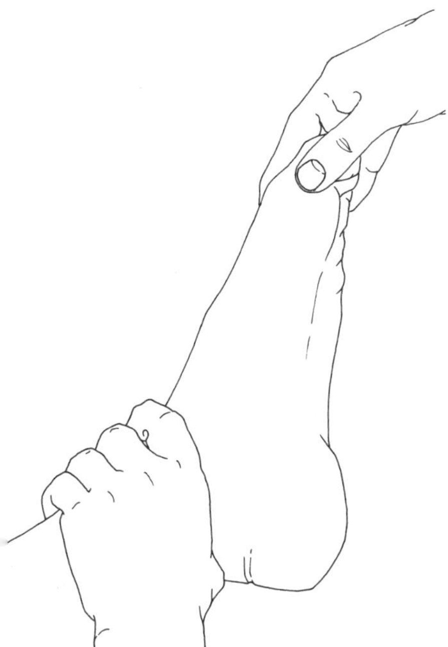

Abbildung 76: Daumengang an der Fußinnenseite

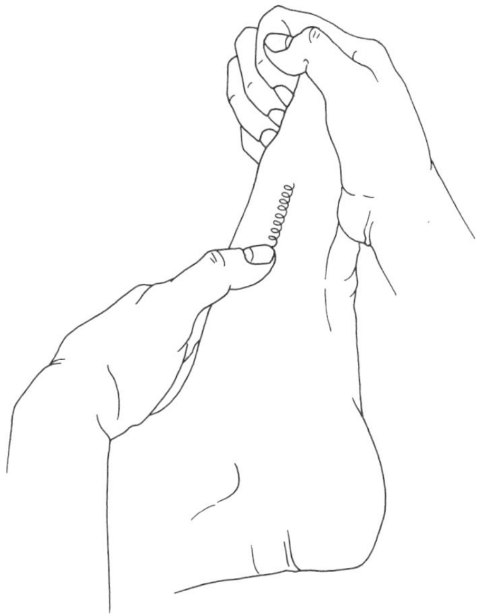

Abbildung 77: Daumengang am Fußinnenrand

Die Haltehand umfaßt den Knöchel und einen Teil der Ferse. Die Finger der Arbeitshand legen Sie auf die Zehen des zu bearbeitenden Fußes. Beachten Sie dabei, daß beim linken Fuß die rechte und beim rechten Fuß die linke Hand die Arbeitshand ist. Es liegt dann jeweils der Daumen seitlich der Großzehe, wie Sie in der Abbildung 76 sehen können. Von der Großzehe aus können Sie dann den Fußinnenrand in Richtung Ferse gut im Daumengang massieren.
Eine weitere Möglichkeit, den Daumengang bei der Massage am Fußinnenrand anzuwenden, sehen Sie auf Abbildung 77. Dabei legen Sie die

Finger der Arbeitshand auf den Fußrücken des zu bearbeitenden Fußes und massieren den Fußinnenrand mit dem Arbeitsdaumen von der Ferse aus in Richtung Großzehe. Die Haltehand umfaßt die Zehen und hält somit den Fuß. Auch hier ist wieder die rechte Hand die Arbeitshand am linken Fuß und umgekehrt.
Die Zeichnung 78 zeigt, wie Sie im Daumengang den Fersenrand bear-

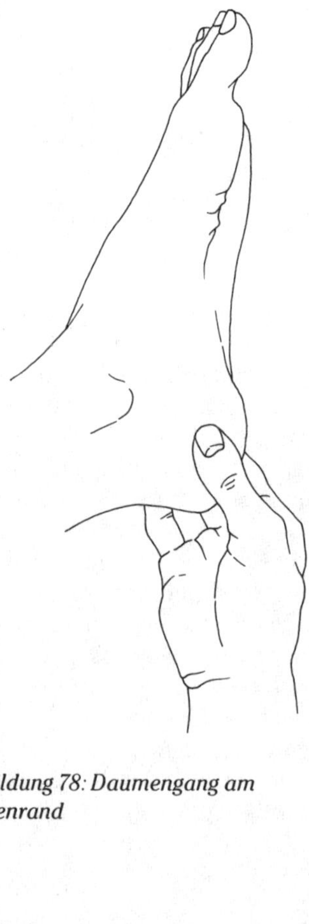

Abbildung 78: Daumengang am Fersenrand

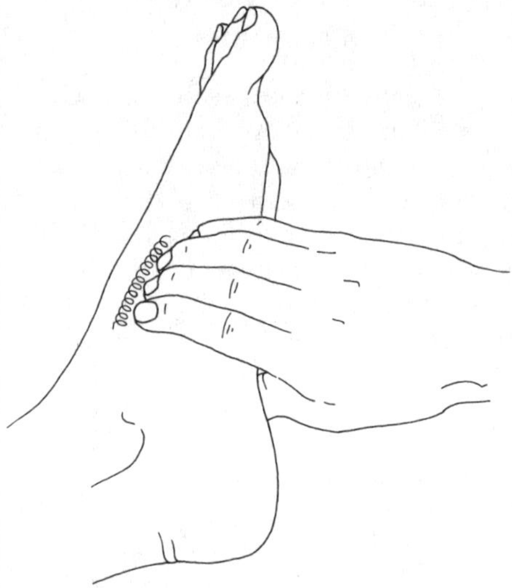

Abbildung 79: Mehrfingergang an der Fußinnenseite

beiten können. Mit der Arbeitshand umfassen Sie die Ferse von hinten oder von unten, und mit Ihrem Daumen gehen Sie rund um die Ferse. Mit den Fingern erzeugen Sie den nötigen Gegendruck.
Für den Mehrfingergang an der Fußinnenseite legen Sie den Daumen der Arbeitshand an den äußeren Fußsohlenrand (Kleinzehenseite). Die Finger der Arbeitshand legen Sie auf den Fußinnenrand und massieren nun hier im Mehrfingergang (siehe hierzu die Abbildung 79).
Es folgen nun wieder einige Massagebeispiele für die verschiedenen Reflexzonen.

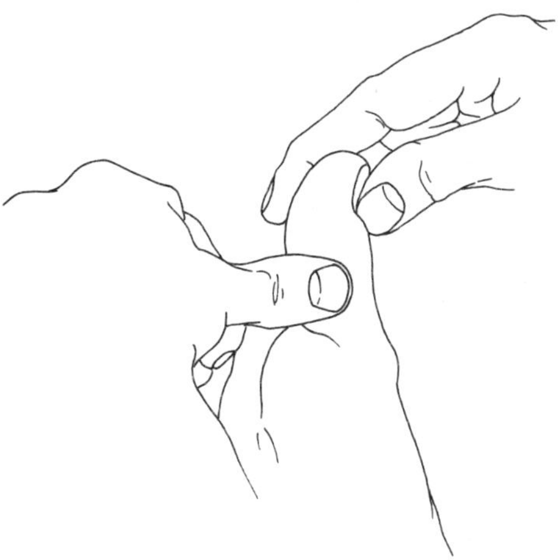

Abbildung 80: Massage der Reflexzonen von Kieferhöhle, Hals-Nasen-Rachen-Raum, Siebbeinzellen, Epiphyse, Hypophyse, Kehlkopf und Speise- und Luftröhrenanfang

Beispiel 27
Um die Reflexzonen der Kieferhöhle, des Hals-Nasen-Rachen-Raums, der Siebbeinzellen, der Epiphyse (Zirbeldrüse), der Hypophyse (Hirnanhangdrüse), des Kehlkopfs sowie des Anfangs von Speise- und Luftröhre zu bearbeiten – denn diese Zonen liegen ja alle auf der Großzehen-Innenseite –, nehmen Sie die Großzehe zwischen Daumen und Zeigefinger. Mit dem gestreckten Arbeitsdaumen massieren Sie dann in kleinen Spiralen mit leichtem Druck die entsprechende Reflexzone. Zur Anleitung können Sie sich anhand der Zeichnung 80 orientieren.

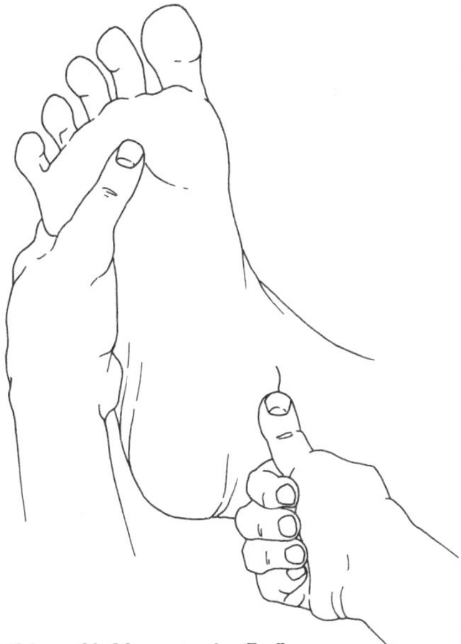

Abbildung 81: Massage der Reflexzone des Bauchraums

Beispiel 28
Die Reflexzone für den gesamten Bauchraum können Sie gleichfalls von der Fußinnenseite her im einfachen Daumengang gut bearbeiten. Hierzu halten Sie den Fuß von der Kleinzehenseite aus, und zwar so, daß der Daumen der Haltehand im Fußgewölbe liegt. Den gestreckten Arbeitsdaumen legen Sie mit der Fläche des Endgliedes unterhalb des inneren Knöchels und massieren die etwa markstückgroße Reflexzone in kleinen Spiralen und zwei bis drei Kreislinien (zur Anleitung siehe die Zeichnung 81).

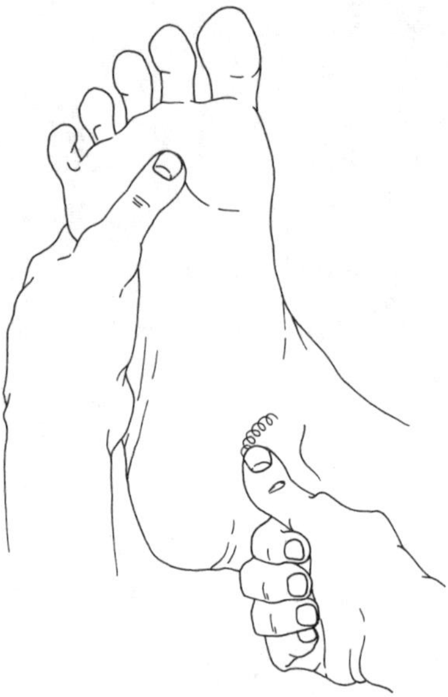

Abbildung 82: Massage der Reflexzone des kleinen Beckens

Beispiel 29
Auch die Reflexzone des kleinen Beckens (dies ist das Reflexgebiet für Gebärmutter, Harnblase, Hoden, Prostata) kann im einfachen Daumengang massiert werden. Mit der Haltehand umfassen Sie den zu bearbeitenden Fuß von der Kleinzehenseite her, wie in Beispiel 28 beschrieben. Mit dem gestreckten Daumen der Arbeitshand massieren Sie diese Reflexzone, die zweifingerbreit unter dem Knöchel liegt, in kleinen Spiralen. Diese Zone kann sich eventuell bis auf die Fußsohle ausdehnen. Siehe dazu die Abbildung 82.

Die Reflexzone der Wirbelsäule, die ja auch zur Fußinnenseite gehört, ist bereits als Massagebeispiel auf den Fußsohlen aufgeführt. Die Reflexzonen von Hüfte und Schulter sind bereits auf dem Fußrücken erwähnt, denn sie liegen zum Teil auf den Fußinnenseiten, zum anderen Teil auf den Fußrücken und am Übergang zur Fußsohle.

Die Massage auf den Fußaußenseiten

Für die Fußaußenseite wendet man als Technik am besten den einfachen Daumengang an. Für den Fersenbereich können Sie aber auch den bei der Abbildung 78 beschriebenen Massagegriff anwenden, denn mit ihm läßt es sich speziell an der Ferse gut arbeiten. Anschließend zwei Massagebeispiele.

Beispiel 30
Sie halten den zu bearbeitenden Fuß von der Innenseite her (Großzehenseite), und der Daumen der Haltehand liegt hierbei im Fußgewölbe. Mit gestrecktem Daumen der Arbeitshand massieren Sie nun die Reflexzone für das Knie. Beachten Sie hierbei, daß Sie den Daumen nicht quer oder schräg halten; er muß beim Massieren senkrecht zur Fußsohle stehen (siehe hierzu die Abbildung 83).

Abbildung 83: Massage der Reflexzone des Knies

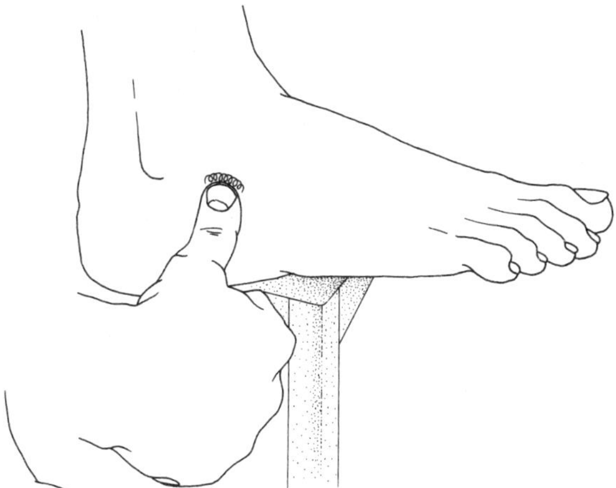

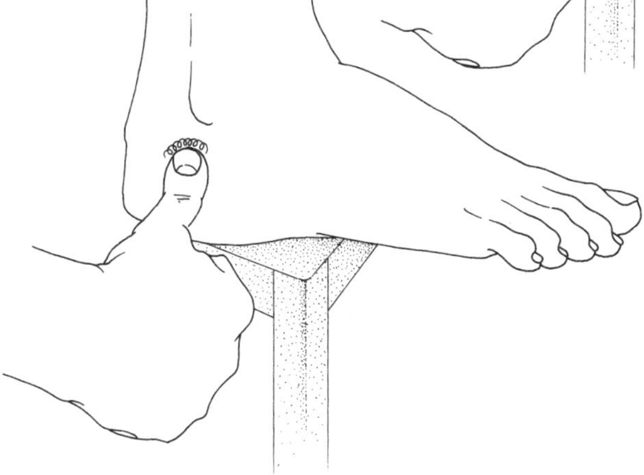

Abbildung 84: Massage der Reflexzone des kleinen Beckens

Beispiel 31

Im einfachen Daumengang können Sie die Reflexzonen für das kleine Becken, die man auch nochmals auf der Fußinnenseite findet, bearbeiten. Von der Hohlkehle auf dem Fußrücken (Übergang vom Fußrücken zum Unterschenkel) ziehen Sie eine Senkrechte bis zur Fußsohle. Von dieser Linie bis zum Rand des Fersenbeins liegt die Reflexzone, die Sie nun mit gestrecktem Arbeitsdaumen in kleinen Spiralen und mit mäßigem Druck massieren (siehe hierzu die Abbildung 84).

Die Anwendung der Techniken an den Händen

Das nächste Gebiet, mit dem wir uns befassen, sind die Techniken für die Reflexzonenmassage an der Hand und ihre praktische Anwendung. Ich habe ja des öfteren schon erwähnt, daß Sie bei einer ausgewogenen Reflexzonentherapie nach Möglichkeit immer alle Reflexzonen, die Ihr persönliches Therapieprogramm betreffen, einbeziehen sollten, um den bestmöglichen Behandlungserfolg zu erreichen. Daher sollten Sie sich auch mit den Techniken für die Reflexzonenbehandlung an den Händen und ihrer praktischen Anwendung vertraut machen; dies auch von dem Gesichtspunkt aus, daß die Hände immer und bei jeder Gelegenheit zugänglicher sind als die Füße.

Wir beginnen mit den Techniken für den Handteller, wobei auch hier wieder die Beschreibungen mit Zeichnungen kombiniert sind, die als Orientierungshilfe dienen.

Am Anfang steht wieder der Daumengang mit seinen verschiedenen Anwendungsmöglichkeiten, denn mit ihm können Sie fast alle Reflexzonen sowohl auf dem Handteller als auch auf dem Handrücken (siehe Abbildung 85) bearbeiten.

Wenn Sie die Reflexzonen an den Fingern im Daumengang massieren wollen, legen Sie die Finger der zu bearbeitenden Hand an die Arbeitshand, wie es in der Abbildung 86 gezeigt wird, und massieren dann die entsprechende Reflexzone. Bei der Bearbeitung der Gelenke müssen Sie vorsichtig sein und nicht mit zu festem Druck massieren.

Wenn Sie den Daumengang anwenden wollen, um quer über den Handteller zu massieren, legen Sie die Fin-

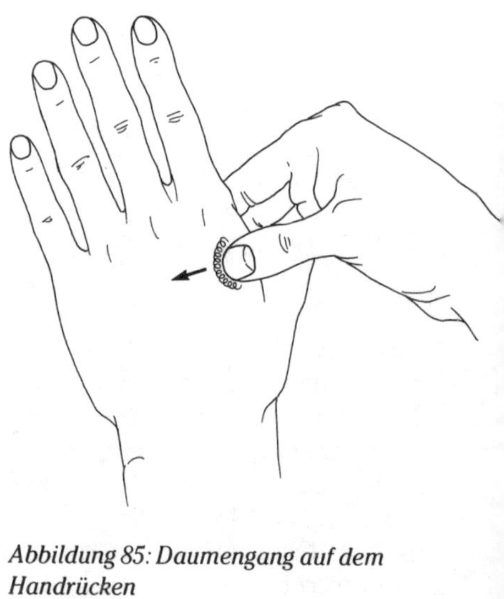

Abbildung 85: Daumengang auf dem Handrücken

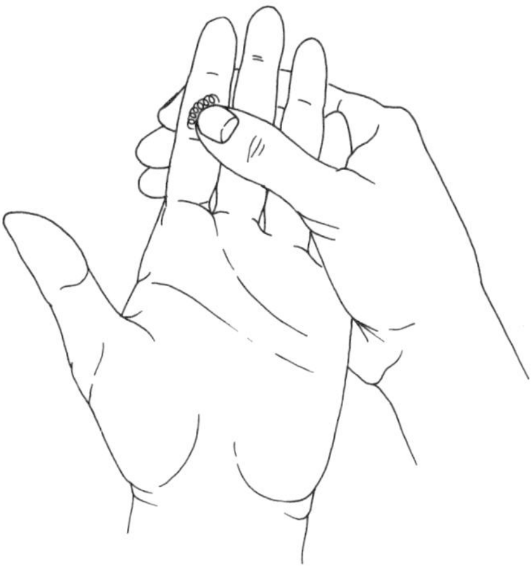

Abbildung 86: Daumengang an den Fingern

ger der Arbeitshand auf den Handrücken der zu bearbeitenden Hand und massieren zum Beispiel die Köpfchen der Mittelhandknochen, wie es in der Abbildung 87 dargestellt ist.

Als nächstes wollen wir den Einzelfingergriff an der Hand einüben und damit zum Beispiel den Daumen massieren. Legen Sie dazu den zu massierenden Daumen in die Handfläche der Arbeitshand, und bearbeiten Sie die Daumenfläche entweder mit der Kuppe des Zeigefingers oder mit der Kuppe des Mittelfingers im Einzelfingergriff bei wechselndem Druck (siehe dazu die Abbildung 88). Vorsicht bei zu langen Fingernägeln, damit Sie sich nicht verletzen! Wie-

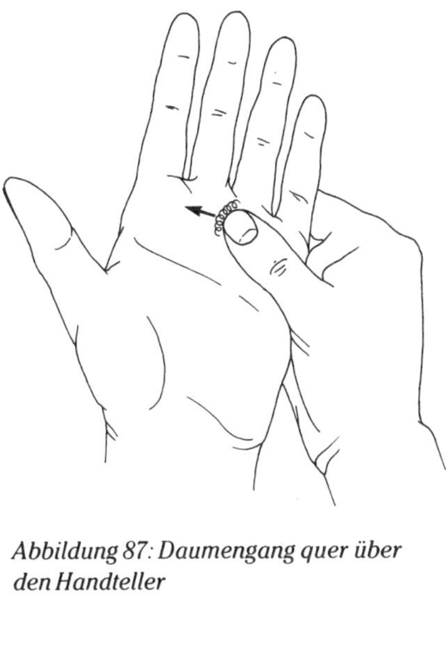

Abbildung 87: Daumengang quer über den Handteller

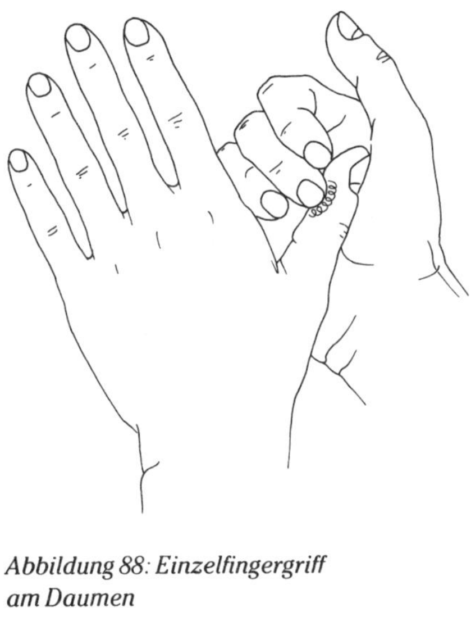

Abbildung 88: Einzelfingergriff am Daumen

derholen Sie diesen Massagevorgang, und achten Sie dabei immer auf die richtige Lage des zu bearbeitenden Daumens.
Die Zeichnung 89 zeigt, daß man die ganze Fläche des Handtellers auch im Einzelfingergriff massieren kann. Hierzu legen Sie den Handrücken der zu bearbeitenden Hand in den Handteller der Arbeitshand. Mit der Einzelfingertechnik können Sie nun die gewünschte Reflexzone auf dem Handteller bearbeiten, und zwar mit wechselndem Druck. Eine andere Möglichkeit, den Einzelfingergriff anzuwenden, ist die folgende: Das Handgelenk der zu bearbeitenden Hand umfassen Sie mit dem Daumen und dem Mittelfinger (hierzu siehe

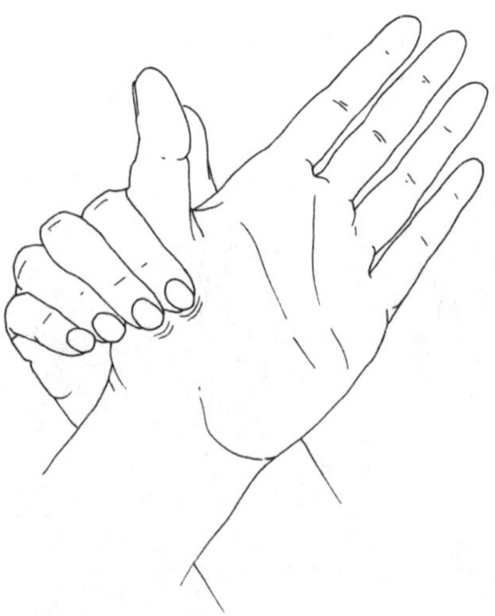

Abbildung 89: Einzelfingergriff am Handteller

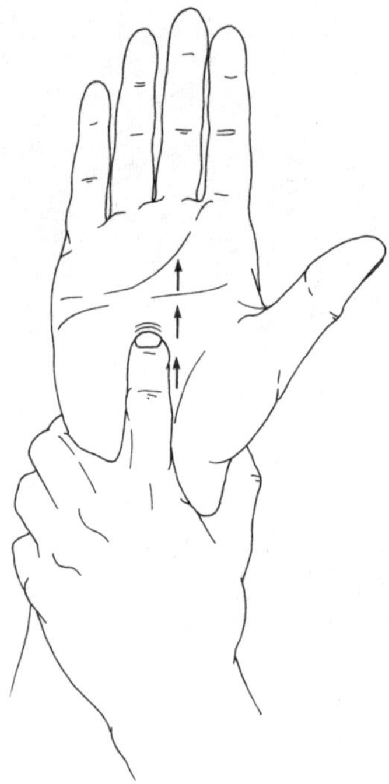

Abbildung 90: Einzelfingergriff am Handteller

Abbildung 90) und massieren nun den Handteller in der Einzelfingertechnik mit dem Zeigefinger.
Den Mehrfingergriff können Sie am Handteller ebenfalls gut anwenden. Den Ballen der Arbeitshand legen Sie an das Handgelenk der zu bearbeitenden Hand und können nun im Mehrfingergang den Handteller massieren (siehe dazu die Abbildung 91).
Als andere Möglichkeit legen Sie die Arbeitshand auf den Handrücken

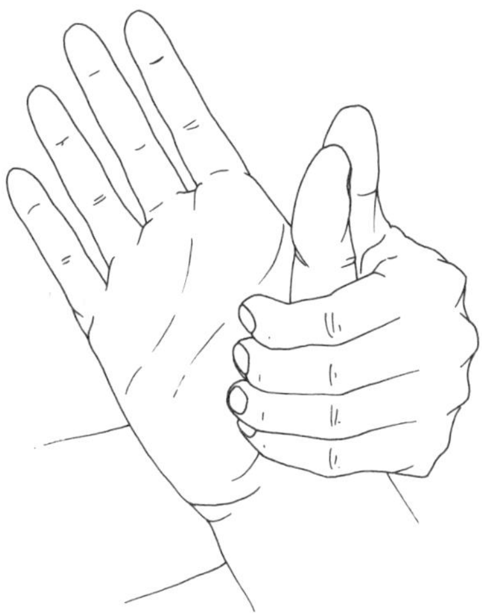

Abbildung 91: Mehrfingergriff am Handteller

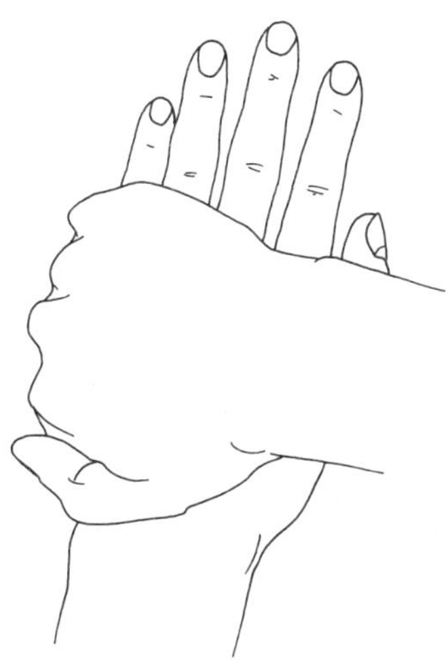

Abbildung 92: Mehrfingergriff am Handteller

der zu massierenden Hand, wobei der Daumen der Arbeitshand auf dem Handgelenk liegt. Sie umfassen die zu massierende Hand und können nun mit den Fingern den Handteller bearbeiten, wie in der Abbildung 92 dargestellt.
Alle der hier für den Handteller beschriebenen Massagetechniken können Sie gleichfalls für die Bearbeitung des Handrückens und der Handseiten anwenden.

Die Massage auf den Fingern und den Handrücken

Mit einigen Massagebeispielen für die Reflexzonen an der Hand möchte ich Ihnen den Einstieg in die Handreflexzonentherapie erleichtern. Wie ja schon erwähnt, können fast alle Reflexzonen auf dem Handteller, dem Handrücken und an den Handseiten mit dem Daumengang massiert werden. Dies ist am Anfang bestimmt der sicherste Weg zur Bearbeitung dieser Reflexfelder und bereitet die wenigsten Schwierigkeiten.
Wenn Sie die Reflexzonen auf dem Handrücken massieren, müssen Sie beachten, daß die Haut hier sehr dünn ist. Arbeiten Sie daher vorsichtig, um Verletzungen und Schmerzen zu vermeiden.

Beispiel 32
Die Reflexzonen für den Kopf und seine Nebenhöhlen finden Sie an den Händen jeweils an den vier Fingern, und zwar hier am Fingerendglied an den vier Flächen des Fingers. Um die Reflexzonen zu massieren, legen Sie den zu behandelnden Finger auf die Finger der Arbeitshand und massieren die vier Flächen im Daumengang.

Beispiel 33
Gleichfalls im Daumengang, wie bei Beispiel 32 beschrieben, bearbeiten Sie die Fingermittelglieder an allen vier Flächen mit ihren Reflexzonen für den Hals und die Schilddrüse.

Beispiel 34
Die Reflexfelder der Augen und der Ohren liegen an den Fingerendgliedern, und man massiert sie mit leichtem Druck im Daumengang. Auch hier sollten Sie wieder besonders vorsichtig vorgehen, wenn Sie im Bereich der Gelenkspalten und auf den Flächen des Handrückens massieren.

Beispiel 35
Die Reflexzone für den Lymphkanal, die zwischen dem Daumen und dem Zeigefinger liegt, bearbeiten Sie am besten mit leichtem Druck, und zwar durch Kneifen des Reflexgebietes.

Beispiel 36
Im Daumengang bearbeiten Sie die Reflexzone für die ganze Wirbelsäule, den Bereich des siebten Halswirbels und die Steißbeinregion. Hierzu nehmen Sie den zu bearbeitenden Daumen in den Zangengriff, das heißt zwischen Daumen und Zeigefinger der Arbeitshand, und massieren von der Nagelbetthöhe aus das ganze Reflexgebiet der Wirbelsäule bis zur Steißbeinregion.

Beispiel 37
Bei den Reflexfeldern für die Brust, die Lunge und die obere Rückenregion, die sich auf dem Handrücken befinden, können Sie entweder im Daumengang quer darüber massieren, oder Sie bearbeiten sie mit dem Mehrfingergriff. Üben Sie dabei keinen zu starken Druck auf dem Handrücken aus, und massieren Sie nur leicht.

Beispiel 38
Um die Reflexzonen des oberen und unteren Abdomens (Oberbauch und Unterbauch) und des Beckens zu bearbeiten, gehen Sie ebenfalls mit dem Arbeitsdaumen im Daumengang quer über den Handrücken. Legen Sie dabei die Finger der Arbeitshand auf den Ballen der zu bearbeitenden Hand, und massieren Sie im Daumengang. Beim Mehrfingergriff dagegen liegt der Daumen der Arbeitshand als Stütze auf dem Ballen.

Beispiel 39
Die Reflexgebiete des Knies, des Schenkels, der Hüfte und des Rükkens finden Sie auf dem Handrücken an der Handaußenseite. Hier wendet man den Einzelfingergriff an. Üben Sie dabei mit dem Zeige- oder Mittelfinger leichten Druck aus.

Beispiel 40
Die Reflexzone für die Leiste, die Eileiter und das Lymphsystem finden Sie auf den Handrücken als Streifen quer über das Handgelenk verlaufend. Diese Reflexzone läßt sich leicht im Daumengang bearbeiten. Vergessen Sie nicht, auch hier wieder ohne zu starken Druck zu massieren. Diese Reflexzone können Sie außerdem mit einer noch leichteren Übung beeinflussen: Umfassen Sie mit der Arbeitshand das Handgelenk, und führen Sie mit der zu bearbeitenden Hand kreisende Bewegungen durch.

Beispiel 41
Die Reflexzone des Schädeldachs (Scheitel) befindet sich auf der Kuppe aller Finger. Wenn Sie diese Reflexzone bearbeiten wollen, nehmen Sie den zu massierenden Finger zwischen Zeige- und Mittelfinger und massieren mit dem Daumen mit leichtem Druck. Soll nur Druck ausgeübt werden, legen Sie die Fingerkuppen gegeneinander und pressen sie fest zusammen.

Beispiel 42
Die Reflexzone der Hypophyse (Hirnanhangdrüse) finden Sie im ersten Drittel der Daumenbeere. Um diese Zone zu bearbeiten, legen Sie den Daumen in die Handfläche der Arbeitshand und üben im Einzelfingergriff mit dem Zeigefinger oder dem Mittelfinger wechselnden Druck aus. Vorsicht mit den Fingernägeln!

Beispiel 43
Eine weitere Reflexzone für den Hals, die Schilddrüse und die Nebenschilddrüse liegt an der Basis des Grundgliedes beider Daumen im Bereich des Daumengrundgelenks. Dieses Reflexgebiet wird im Daumengang massiert. Umfassen Sie das Daumengrundgelenk mit Daumen und Zeigefinger der Arbeitshand (im sogenannten Zangengriff). Der Daumen massiert dann die Reflexzone. Arbeiten Sie vorsichtig, wenn Sie am Gelenk massieren!

Beispiel 44
Die Reflexzone des Arms finden Sie an den beiden Handaußenseiten in der Längszone 5 auf der Knochenkante des Kleinfinger-Grundgliedes. Sie umfassen die zu bearbeitende Hand, wobei der Daumen der Arbeitshand auf dem Handteller liegt. Im Einzelfingergriff massieren Sie diese Zone mit leichtem Druck.

Die Massage auf den Handtellern

Von den Beschreibungen der Reflexzonen an den Füßen wissen Sie ja bereits, daß sich die meisten Reflexgebiete dort auf den Fußsohlen befinden. Bei den Händen verhält es sich ähnlich, denn auf den Handtellern, den Handflächen, liegt die überwiegende Zahl der Reflexzonen. Den Verlauf dieser Zonen kennen Sie ja bereits von ihrer Beschreibung. Die folgenden Massagebeispiele sollen Ihnen die Arbeit im späteren Therapieprogramm erleichtern.

Beispiel 45
Auf den beiden Handflächen liegen die Reflexzonen für die Schulter. Die Schulterreflexzonen können Sie im Daumengang bearbeiten. Hierbei werden die Finger der Arbeitshand auf den Handrücken gelegt. Als andere Möglichkeit können Sie diese Reflexzonen mit der Kneiftechnik bearbeiten.

Beispiel 46
Auf dem linken Handteller finden Sie die Reflexzone für die Lunge und das Herz. Auf dem rechten Handteller ist diese ganze Zone nur für die Lunge zuständig. Diese Reflexfelder können im Daumengang quer über den Handteller massiert werden.

Beispiel 47
Die Reflexzone für das Zwerchfell und das Sonnengeflecht wird in gleicher Art wie das Reflexgebiet für Herz und Lunge bearbeitet.

Beispiel 48
Die Reflexzone für den Magen bearbeiten Sie am besten gleichfalls im Daumengang. Sie umfassen die zu bearbeitende Hand von der Kleinfingerseite her, so daß auf dem Handrücken die Finger der Arbeitshand liegen. Mit dem Daumen wird nun die Magenzone massiert.

Beispiel 49
Für die Bearbeitung der Milzreflexzone haben Sie zwei Möglichkeiten: Sie umfassen entweder die linke Hand von der Kleinfingerseite her und bearbeiten die Zone im Daumengang. Oder Sie legen die linke Hand auf die Handfläche der Arbeitshand und können nun die Milzreflexzone im Mehrfingergriff massieren.

Beispiel 50
Die Reflexzone der Bauchspeicheldrüse massieren Sie am besten im Einzelfingergang. Sie umfassen die zu bearbeitende Hand in Höhe des Handgelenks auf der Kleinfingerseite. Der Daumen der Arbeitshand liegt auf dem Handrücken. Nun kann das Reflexgebiet im Einzelfinger- oder im Mehrfingergriff massiert werden.

Beispiel 51
Mit der Technik des Einzelfingergriffs können Sie, wie im Beispiel 50 beschrieben, die Reflexzone der Niere und der Nebenniere auf dem Handteller mit leichtem, gleichmäßigem Druck massieren.

Beispiel 52
Die Reflexzone der Harnblase und Harnleiter bearbeiten Sie ebenfalls in Einzelfingertechnik.

Beispiel 53
Die Reflexzonen des Dickdarms und des Dünndarms können im Daumengang massiert werden. Hierzu legen Sie die Fingerspitzen der Arbeitshand auf den Handrücken der zu bearbeitenden Hand zwischen die Mittelhandknochen IV und V. Nun massieren Sie mit dem Daumen die entsprechenden Reflexzonen.

Beispiel 54
Entweder im Daumengang oder im Einzelfingergriff, bei dem Sie mit dem Zeigefinger oder dem Mittelfinger mäßigen Druck ausüben, können Sie die Reflexzone für die Eierstöcke beziehungsweise für die Hoden beeinflussen.

Beispiel 55
Die Reflexzone der Gebärmutter beziehungsweise der Prostata kann man gut beeinflussen, indem man das Handgelenk umfaßt und das Reflexfeld mit dem Daumen massiert.

Beispiel 56
Die Leberreflexzone, die sich nur auf dem rechten Handteller befindet, massieren Sie am besten im Daumengang quer über den Handteller. Hierbei legen Sie die rechte Hand mit dem Handteller nach oben auf die Finger der Arbeitshand und massieren von der Kleinfingerseite ausgehend.

Mit Hilfe der beschriebenen Massagebeispiele für die Reflexzonen an den Händen sind Sie jetzt in der Lage, die Hände ebenso wie die Füße zu massieren und Ihr Therapieprogramm aufzunehmen. Nochmals sei erwähnt, daß Sie bei Massagen an den Gelenken sorgfältig vorgehen müssen und Ihre Fingernägel kurz halten sollten, damit Sie Schmerzen und Verletzungen vermeiden.

Die Anwendung der Techniken am Kopf

Um das Programm der Reflexzonen abrunden zu können, müssen wir uns noch mit den Zonen am Kopf befassen. Wie bereits besprochen, haben die Reflexzonen am Kopf weniger direkten Einfluß auf die Organe, sondern mehr auf ihre Funktionen. Bei Massage- beziehungsweise Therapieprogrammen sollten aber die Reflexzonen am Kopf mit einbezogen werden.
Spezielle Massagebeispiele sind hier nicht notwendig, da die betreffenden Zonen entweder mit Druck oder kreisenden Spiralen massiert werden. Die folgenden Hinweise auf die Beeinflussungsmöglichkeiten über die Reflexzonen am Kopf stammen aus der amerikanischen Literatur.
Ein auf der Oberlippe unterhalb der Nase kräftig ausgeübter Druck wirkt oft sehr gut gegen Niesen, Nasenbluten, Schnupfen und Erkältungen im Kopfbereich. Dabei wird die ganze mittlere Körperzone reflektorisch beeinflußt.
Ebenso wirkt ein kräftiger Druck auf den Nasenrücken und bringt in vielen Fällen Hilfe bei Schnupfen, Nervenschmerzen und Erkältungen im Kopfbereich.
Ein Biß auf die Unterlippe hilft bei Schmerzen im Bereich der vorderen Körpermittelzone und gegen Husten.
Kräftiges Beißen auf die Zunge bringt Hilfe bei Schmerzen in den Eingeweiden, bei Regelbeschwerden, Verstopfungen und allgemein gegen Katarrh.
Diese Beispiele zeigen, daß die Reflexzonen am Kopf mehr eine reflektorische Beziehung zu den Organfunktionen haben und nur zur Beeinflussung bei schmerzhaften Vorgängen geeignet sind.

Der Schmerz und die Reflexzonentherapie

Bevor wir die therapeutischen Anwendungen der Reflexzonentherapie besprechen, möchte ich noch einige Worte zum Schmerz sagen. In der Einleitung wurde ja schon erwähnt, daß die Beobachtungen von Dr. Fitzgerald dahin gingen, daß ein größerer Schmerz mit einem kleineren bekämpft werden kann, das heißt, der kleinere Schmerz kann den größeren verhindern oder besiegen. Der Physiologe Prof. Emil Abderhalden (1877-1950) sagte über den Schmerz: »Der Schmerz ist, so paradox es klingen mag, der größte Freund des Menschen und tierischen Organismus überhaupt. Er ist ein Wahrer und Wächter der Gesundheit.«

Diese Worte können durch die Reflexzonentherapie bestätigt werden. Denn wenn wir feststellen, daß eine Reflexzone gereizt oder bei Druck sehr schmerzhaft ist, wissen wir auch, daß mit dem zu der Zone gehörigen Organ oder Körperteil etwas nicht in Ordnung ist. Ein Beispiel aus meiner eigenen Erfahrung möchte ich hier wiedergeben. Eine Bekannte hatte Schmerzen im rechten Ellenbogengelenk und klagte mir dies. Darauf bat ich sie, den rechten Schuh auszuziehen und auf dem Fußrücken am Ende des Grundgelenks der dritten Zehe einen Druck auszuüben, denn dort würde sie den Schmerz ebenfalls verspüren. Sie sah mich ungläubig an, doch sie folgte meinem Rat und bestätigte, daß die Reflexzone tatsächlich gereizt und schmerzhaft war. Daraufhin erklärte ich ihr den Verlauf der Reflexzone von Arm und Ellenbogen auf dem Fußrücken und wie sie sie massieren könne. Seit diesem Tag ist diese Frau eine überzeugte Anhängerin der Reflexzonentherapie und hat sich eingehend mit ihr befaßt.

Das Beispiel zeigt, daß eine Gesundheitsstörung vorliegt, wenn beim Abtasten der Füße ein Gebiet auffällig schmerzhaft ist. Denn wie Prof. Abderhalden schon sagte, ist die Schmerzäußerung eines Organs oder Körperteils als das Signal eines Wächters zu betrachten, der uns die Gesundheit erhalten will. Manchmal ist die Krankheit eines Organs schon an der gereizten Reflexzone tastbar, bevor sie offenbar wird.

Daher sollten wir unsere Füße einer eingehenden Untersuchung und Begutachtung unterziehen. Eine solche Untersuchung ersetzt natürlich auf keinen Fall die körperliche Untersuchung durch den Arzt oder Heilpraktiker, das Befühlen und Betasten kann uns aber wertvolle Hinweise geben. Sie können selbst feststellen, ob Veränderungen an einer Zone vorhanden sind.

Die Untersuchung der Füße

Wir untersuchen unsere Füße mit der Daumenfläche. Nur dort, wo wir mit dem Daumen nicht hinkommen – wie zwischen den Zehen –, benutzen wir den Zeigefinger. Zu Anfang sollten Sie den Fuß abtasten, ohne auf die Abbildung mit den Reflexzonen zu schauen. Sie merken sich dann besser alle Veränderungen und Eindrücke. Beim Abtasten und Untersuchen der Reflexzonen an den Füßen sollten Sie immer in der gleichen Reihenfolge vorgehen.

Reiben Sie Ihre Füße vor der Untersuchung nicht mit Öl oder Creme ein, ebensowenig vor einer jeden Behandlung. Denn die Füße sollen sich bei der Untersuchung und Begutachtung sowie bei der Behandlung in ihrem ursprünglichen Zustand befinden. An einem eingeölten Fuß rutscht die behandelnde Hand leicht ab; Sie könnten nur mit sehr starkem Druck massieren, was ja nicht der Sinn der Sache ist.

Die Therapie

Mit der Reflexzonentherapie kann man sich von Ermüdungen und Schmerzen befreien, schmerzhafte Zustände beeinflussen, bei Über- oder Unterfunktionen von Organen regulierend eingreifen und Entzündungszustände bessern oder heilen. Ganz bestimmt ist diese Therapie aber nicht das Wundermittel schlechthin. Es gibt einiges, was man mit der Reflexzonentherapie nicht erreichen kann: Man kann damit keine Tumore beseitigen, keine organischen Krankheiten heilen, keinen chirurgischen Eingriff verhindern oder einer nötigen antibiotischen Behandlung vorgreifen.
Sie können diese Behandlungsarten aber durch die Reflexzonentherapie mit ihrer schmerzbefreienden Wirkung unterstützen. Wie eine jede Therapieart hat auch die Reflexzonentherapie ihre Grenzen (siehe dazu auch Seite 118 f.). Richtig angewandt und bei den Krankheiten und Beschwerden, zu deren Behandlung sie sich eignet (Indikationen), ist die Reflexzonentherapie eine gute Methode für die Selbstanwendung. Aber alles und alle Krankheiten damit heilen zu wollen ist natürlich nicht möglich.
Wie Sie die einzelnen Reflexzonen an den Füßen, an den Händen und am Kopf finden können, ist Ihnen jetzt bekannt. Betrachten Sie nun die Reflexzonentherapie immer als ein Ganzes, das heißt, nehmen Sie alle in Betracht kommenden Zonen in Ihr Massageprogramm auf – sei es an den Füßen, den Händen und am Kopf. Wie man die verschiedenen Reflexzonen massiert, können Sie ebenfalls nachvollziehen und mit der nötigen Übung auch sachlich richtig ausführen. Beachten Sie bitte noch das folgende, bevor Sie mit der Behandlung beginnen. Manches davon wurde bereits angesprochen; Sie sollten es sich hier nochmals ins Gedächtnis rufen.

- Stellen Sie Ihr persönliches Therapieprogramm auf. Dies beinhaltet, wann, wie und wo Sie Ihre Reflexzonenmassage durchführen wollen.
- Bearbeiten Sie die zu massierenden Reflexzonen immer in drei Durchgängen.
- Arbeiten Sie zu Anfang, wenn Sie in die Reflexzonenmassage einsteigen, im Daumengang, und probieren Sie später die anderen Griffe aus.
- Eine Reflexzone, die sich in einem starken Reizzustand befindet, dürfen Sie nur mit einem leichten Darüberstreichen behandeln. Ein leichter Schmerz wird beim Massieren der Zonen nicht zu vermeiden sein;

er muß aber rasch abklingen. Denken Sie dabei an die Beobachtungen von Dr. Fitzgerald: Schmerz mit Schmerz bekämpfen.

Programmbeispiele

Die nachstehenden Aufstellungen sollen Ihnen als Anleitung für die Zusammenstellung Ihres Programms dienen. Sie werden feststellen, daß nicht nur die betroffene Reflexzone massiert wird, sondern ein ganzer Zonenkomplex, der in Verbindung zu der zu bearbeitenden Zone steht. Außerdem werden Sie sehen, daß bei jeder Anwendung die Reflexzone der ganzen Wirbelsäule miteinbezogen wird. Dies geschieht aus dem Grund, weil die Möglichkeit besteht, daß von der Wirbelsäule selbst, vom Rückenmark oder von den Nervenwurzeln Störungen auf Organe oder Körperteile ausgehen.
Mit dem Sonnengeflecht verhält es sich ähnlich; deshalb sollten Sie es immer mitbearbeiten, wenn Verdacht besteht, daß das vegetative Nervensystem an einer Erkrankung beteiligt ist. Dies zeigt wieder, daß man mit der Reflexzonentherapie nicht nur ein Teilgebiet bearbeiten, sondern versuchen soll, ein ganzes Organsystem zu beeinflussen.

Beispiel 57
Zur Behandlung von Leber und Gallenblase massieren Sie die Reflexzonen der ganzen Wirbelsäule, der Leber, des Dickdarms, des Magens, der Bauchspeicheldrüse, des Dünndarms, des Sonnengeflechts sowie die Armzone rechts, und zwar an den Füßen und an den Händen. Am Kopf beachten Sie die Reflexpunkte 1, 11 (nur rechts) und 12.

Beispiel 58
Zur Behandlung des Magens bearbeiten Sie an den Füßen und an den Händen die Reflexzonen der ganzen Wirbelsäule, der Speiseröhre (nur an den Füßen), des Magens, der Bauchspeicheldrüse, der Leber, des Dünndarms und des Dickdarms, des ganzen Bauchraums, des Sonnengeflechts, des Gehirns und der Schilddrüse. Am Kopf beachten Sie die Reflexfelder 1, 7, 8, 11 (nur rechts) sowie 12.

Beispiel 59
Zur Behandlung des Dickdarms massieren Sie die Reflexzonen der ganzen Wirbelsäule, des Magens, der Leber, des Dünndarms und des Dickdarms, des ganzen Bauchraums, des kleinen Beckens und des Sonnengeflechts an Füßen und Händen. Am Kopf bearbeiten Sie die Reflexpunkte 1, 6, 7 und 11 (nur rechts).

Beispiel 60
Zur Behandlung der Bauchspeicheldrüse massieren Sie die Reflexzonen der ganzen Wirbelsäule, der Bauchspeicheldrüse, des Magens, der Leber, des Dünndarms und des Dickdarms, des ganzen Bauchraums, des Arms (nur links), des Sonnengeflechts sowie des Herzens an Füßen und Händen. Am Kopf beachten Sie die Punkte 1, 6, 7, 8, 11 (nur rechts) und 12.

Beispiel 61
Zur Behandlung der Organe des kleinen Beckens bearbeiten Sie die Reflexzonen der ganzen Wirbelsäule, des kleinen Beckens und des ganzen Bauchraums, der Hüfte, des Dickdarms, der Nieren, der Hypophyse und des Sonnengeflechts an Füßen und Händen. Am Kopf achten Sie auf die Punkte 1, 4, 6 und 14.

Beispiel 62
Zur Behandlung der Nieren, der Harnleiter und der Harnblase massieren Sie an Füßen und Händen die Reflexzonen der ganzen Wirbelsäule, der Nieren, der Harnleiter, der Harnblase, des ganzen Bauchraums und des kleinen Beckens, des Dickdarms und des Sonnengeflechts. Hinzu kommen am Kopf die Reflexzonen 1, 4, 7 und 12.

Beispiel 63
Zur Behandlung von Herz und Kreislauf massieren Sie die Reflexzonen der ganzen Wirbelsäule, der Schulter (links), des Arms (links), des Herzens, der Lunge, der Leber, der Bauchspeicheldrüse, des querverlaufenden Dickdarms, des Sonnengeflechts, der Schädelbasis, der Schilddrüse und des Gehirns an Füßen und Händen. Am Kopf beachten Sie die Punkte 1, 2, 3, 5, 6 und 7.

Beispiel 64
Zur Behandlung der Lungen und Bronchien massieren Sie die Reflexzonen der ganzen Wirbelsäule, der Schädelbasis und des Scheitels, des Nasen-Rachen-Raums, der Ohren, des Kehlkopfs, der Luftröhre, der Lungen, der Schilddrüse, der Nieren sowie des Sonnengeflechts an den Füßen und den Händen. Am Kopf die Punkte 1, 4, 10, 11 (nur links) und 12.

Beispiel 65
Zur Behandlung der oberen Luftwege bei Schnupfen, Heiserkeit, Kehlkopfkatarrh und bei Einschränkung des Geruchsinns bearbeiten Sie die folgenden Reflexfelder an den Füßen und den Händen: die Zone der ganzen Wirbelsäule, des Scheitels und der Schädelbasis, des Hals-Nasen-Rachen-Raums, des Kehlkopfs, der Luftröhre, der Lungen, der Ohren, der Schilddrüse und des Sonnengeflechts. Am Kopf die Punkte 1, 4, 6, 10, 11 (nur links) und 12.

Beispiel 66
Zur Behandlung der Nebenhöhlen massieren Sie an den Füßen und den Händen die Reflexzonen der ganzen Wirbelsäule, der Schädelbasis und des Scheitels, des Nasen-Rachen-Raums, des Kehlkopfs, der Ohren, der Lungen und der Nieren. Folgende Zonen am Kopf beachten Sie dabei: 6, 10, 11 (nur links) und 12.

Beispiel 67
Zur Behandlung der Augen massieren Sie an den Füßen und den Händen die Reflexzonen der ganzen Wirbelsäule, der Augen, des Scheitels und der Schädelbasis, der Stirnhöhle, des Nasen-Rachen-Raums, der Zähne und des Sonnengeflechts. Am Kopf die Punkte 1 und 6.

Beispiel 68
Zur Behandlung des Kopfes selbst massieren Sie an den Füßen und Händen die Reflexfelder der ganzen Wirbelsäule, des Scheitels und der Schädelbasis, aller Nebenhöhlen, der Augen und der Ohren, des Kehlkopfs, der Schilddrüse und des Sonnengeflechts. Am Kopf werden die Punkte 1, 2, 3, 6 und 14 massiert.

Beispiel 69
Zur Behandlung der Ohren massieren Sie die Reflexzonen der ganzen Wirbelsäule, der Schädelbasis und des Scheitels, aller Nebenhöhlen sowie der Ohren an den Füßen und den Händen. Am Kopf die Zonen 1 und 6.

Beispiel 70
Zur Behandlung der Wirbelsäule massieren Sie die folgenden Reflexzonen an den Händen und den Füßen: die Zonen des Scheitels und der Schädelbasis, der ganzen Wirbelsäule selbst, der Schulter, des Arms, der Hüfte und der Knie, des kleinen Beckens (auf der Fußaußenseite) sowie des Sonnengeflechts. Am Kopf können Sie die Zonen 1 und 6 massieren.

Beispiel 71
Zur Behandlung der Schultern massieren Sie an den Füßen und den Händen die Reflexzonen der ganzen Wirbelsäule, der Schulter, der Arme und der Hüfte sowie auf der rechten Seite zusätzlich des Magens und der Leber und auf der linken Seite des Herzens und der Bauchspeicheldrüse. Zum besseren Allgemeinbefinden bearbeiten Sie zusätzlich die Zonen 1 und 6 am Kopf.

Beispiel 72
Zur Behandlung der Arme und der Ellenbogen massieren Sie die Reflexzonen der ganzen Wirbelsäule, der Schulter, des Arms, des Ellenbogens und des Knies an den Füßen und den Händen.

Beispiel 73
Zur Behandlung des Beins massieren Sie ebenfalls die Reflexzonen der ganzen Wirbelsäule, der Hüfte, des Knies, des kleinen Beckens und des ganzen Bauchraums an den Füßen und den Händen.

Beispiel 74
Zur Behandlung der Lendenwirbelsäule, des Kreuzbeins und des Steißbeins massieren Sie die Reflexzonen der ganzen Wirbelsäule, der Hüfte, der Nieren, des kleinen Beckens, des ganzen Bauchraums und des Blinddarms an den Füßen und an den Händen.

Beispiel 75
Zur Behandlung des Knies massieren Sie die Reflexzonen der ganzen Wirbelsäule, des Knies, der Hüfte, des kleinen Beckens und des Ellenbogens an den Füßen und an den Händen.

Beispiel 76
Zur Behandlung der Hüften massieren Sie die Reflexzonen der ganzen Wirbelsäule, der Hüfte, der Schulter und der Knie, der Nieren, des kleinen Beckens und des ganzen Bauchraums an den Füßen und an den Händen.

Besondere Zonen

Auf einige besondere Zonen der Reflexzonentherapie soll hier nochmals hingewiesen werden. Diesen Zonen sollten Sie immer besondere Aufmerksamkeit schenken und bei der Untersuchung immer darauf achten, ob sich eine der Zonen, die auf einen streuenden Herd hinweisen, in einem Reizzustand befindet.

Zonen des Lymphsystems
Thymus, Lymphdrüsen in der Achselhöhle, Lungenstiel, Sonnengeflecht, Milz, Leistendrüse und Blinddarm.

Zonen der Hormondrüsen
Epiphyse, Hypophyse, Schilddrüse, Bauchspeicheldrüse, Nebennieren und Hoden beziehungsweise Eierstöcke (zur Stärkung der körpereigenen Abwehr, des Immunsystems).

Zonen von eventuellen Streuherden
Zähne, alle Nebenhöhlen, Ohr, Gallenblase, Blinddarm, Nierenbecken, Prostata, Eileiter, Dünndarm und Dickdarm.

Mit dieser Zusammenstellung ist der größte Teil der Organe und Körperregionen, die wir als Reflexzonen beeinflussen können, jeweils als Reflexkomplex erfaßt. Aus den vorangehenden Beispielen ersehen Sie, daß es nicht sinnvoll ist, nur eine einzige Reflexzone zu bearbeiten.

Sie müssen vielmehr die mit der zu massierenden Reflexzone korrespondierenden Zonen gleichfalls bearbeiten. Als Beispiel kann man sagen, daß ein einzelnes Zahnrad noch kein Getriebe ergibt, aber mehrere, die ineinandergreifen. So ähnlich verhält es sich mit der Reflexzonenmassage. Auch hier müssen immer etliche Zonen massiert werden, die zu dem betreffenden Organ oder der Körperregion in Bezug stehen – sei es, man wirkt direkt darauf ein oder auf seine Funktion.

Das Beklopfen der Wirbelsäule

Wenn Sie Ihr Programm für die Reflexzonentherapie aufstellen, sollten Sie das Beklopfen der Wirbelsäule nach Möglichkeit – und sei es nur wöchentlich 1- bis 2mal – miteinbeziehen. Es ist leider nicht möglich, an sich selbst die Wirbelknochen durch das beschriebene rhythmische Beklopfen (Kiatsu) zu bearbeiten. Hier sind Sie auf die Mithilfe Ihres Partners oder einer anderen Person angewiesen. Versuchen Sie jedoch, dies zu ermöglichen, denn die reflektorischen Verbindungen der Wirbelknochen zu den verschiedenen Organen und Körperteilen sowie zu Körperfunktionen können Sie sich damit therapeutisch gut nutzbar machen und dadurch gezielte Heilmaßnahmen durchführen.

Dies hatte auch der Schüler Dr. Fitzgeralds, Dr. Joe S. Riley, schon früh erkannt und in seinen Veröffentlichungen über die Zonentherapie immer auf die Verbindungen der reflektorischen Beziehungen der Wirbelknochen zu den Reflexzonen beziehungsweise den Organen oder Körperregionen hingewiesen und eine Mitbehandlung der Wirbelknochen sehr empfohlen.

Wie man die Wirbelsäule beklopft, ist in dem Kapitel der Grundtechniken für die Reflexzonentherapie eingehend beschrieben. Ebenso sind die einzelnen Wirbelknochen mit ihrem Bezug zu den verschiedenen Organen und ihren Funktionen aufgeführt (siehe Seite 58 f.).

Indikationsverzeichnis

Da man die Reflexzonentherapie bei den verschiedensten Erkrankungen einsetzen kann, soll Ihnen das nachstehende Indikationsverzeichnis eine Hilfe sein beim Bestimmen der Reflexzonen, die Sie massieren müssen, um eine Linderung oder Heilung zu erreichen.
Bei den im Indikationsverzeichnis aufgeführten Erkrankungen können Sie die Reflexzonentherapie – nach vorheriger Rücksprache mit Ihrem Arzt oder Heilpraktiker – als einzige Behandlungsmethode anwenden oder unterstützend zu anderen Therapiearten, damit sie Ihnen Hilfe und Erleichterung bringt.

Akne
(speziell Akne vulgaris, die meistens während der Pubertät auftritt)
Hier werden folgende Reflexzonen an den Füßen und den Händen massiert: die Zonen der ganzen Wirbelsäule, der Nebennieren und der Nieren, des Sonnengeflechts, der Gebärmutter beziehungsweise der Prostata, der Eierstöcke beziehungsweise der Hoden, des Gehirns, der Hypophyse, der Schilddrüse und der Bauchspeicheldrüse. Am Kopf bearbeiten Sie zusätzlich die Reflexfelder 4 und 12.

Allergien
(überwiegend Nahrungsmittel- und Waschmittel-Überempfindlichkeit)
An den Füßen und Händen massieren Sie folgende Reflexzonen: die der ganzen Wirbelsäule, der Nieren und der Nebennieren, der Bauchspeicheldrüse, der Schilddrüse, des Gehirns und der Hypophyse, der Gebärmutter beziehungsweise der Prostata, der Eierstöcke beziehungsweise der Hoden. Zusätzlich bearbeiten Sie am Kopf die Zonen 1, 4 und 12.

Arthritis
(in den meisten Fällen mit Gelenkentzündung verbunden)
Bearbeitet werden hier an den Füßen und den Händen die Reflexzonen der ganzen Wirbelsäule, der Nieren und der Nebennieren, des Sonnengeflechts, des Gehirns, der Leber, der Hypophyse, der Schilddrüse, der Bauchspeicheldrüse, der Gebärmutter beziehungsweise der Prostata sowie der Eierstöcke beziehungsweise der Hoden.

Asthma
Hiergegen werden an den Füßen und den Händen folgende Reflexzonen bearbeitet: die der ganzen Wirbelsäule, der Nieren und der Nebennieren, der Lunge und des Sonnengeflechts, der Hypophyse und der Schilddrüse sowie der Gebärmutter beziehungsweise der Prostata und der Eierstöcke beziehungsweise der Hoden.
Hilfe bringt auch hier sehr oft ein Druck auf die obere Kante des Brustbeins, ebenso das Binden der Finger.

Augenbeschwerden
(Augenschmerzen, Augenermüdung)
Hiergegen werden an Füßen und Händen die Reflexzonen für die Augen und die Ohren massiert sowie am Kopf die Zone 1.
Den Zeigefinger bezeichnet man als den Sehfinger. Daher bringt es Hilfe bei allen Augenerkrankungen, wenn Sie den Zeigefinger und zusätzlich den Mittelfinger je 5 Minuten binden. Bei brennenden Augenschmerzen können Sie die Daumen- und die Zeigefingergelenke pressen oder drücken.

Blähungen
Hiergegen bearbeiten Sie an den Füßen und den Händen die Reflexzonen von Dickdarm und Sonnengeflecht sowie die der ganzen Wirbelsäule und zusätzlich die Reflexzonen 5 und 7 am Kopf.

Bronchitis
Hiergegen werden folgende Reflexzonen an den Füßen und den Händen massiert: die der ganzen Wirbelsäule, der Nieren und der Nebennieren, der Lungen und des Sonnengeflechts; zusätzlich am Kopf die Reflexzonen 1 und 10.
Ferner können Sie auch täglich mehrmals die folgende Behandlung durchführen: die Daumen, die Zeige- und die Mittelfinger 5 bis 10 Minuten binden und Druck auf die obere Kante des Brustbeins sowie auf den Kopf des Schlüsselbeins ausüben.

Diabetes (Zuckerkrankheit)
(nur unterstützend)
Folgende Reflexzonen werden hierbei an den Füßen und den Händen massiert: die der ganzen Wirbelsäule, des Gehirns, der Bauchspeicheldrüse, der Nieren, der Nebennieren, der Schilddrüse, der Eierstöcke beziehungsweise der Hoden, der Gebärmutter beziehungsweise der Prostata sowie am Kopf die Zonen 6 und 12.

Diarrhoe (Durchfall)
Hiergegen alle Finger binden oder klammern.

Durchblutungsstörungen
(Arterienverkalkung)
Hiergegen werden an den Füßen und Händen die folgenden Reflexzonen bearbeitet: die der Nieren, der Nebennieren, des Herzens, des Sonnengeflechts, des Gehirns, der Hypophyse, der Schilddrüse, der Bauchspeicheldrüse, der Eierstöcke beziehungsweise der Hoden, der Gebärmutter beziehungsweise der Prostata sowie zusätzlich am Kopf die Zone 6.

Ekzem (trockenes)
Sie massieren hiergegen an den Füßen und den Händen die Reflexzonen der Nieren, der Nebennieren, der Schilddrüse und des Sonnengeflechts, des Gehirns, der Hypophyse, der Bauchspeicheldrüse, der Eierstöcke beziehungsweise der Hoden, der Gebärmutter beziehungsweise der Prostata sowie zusätzlich am Kopf die Reflexpunkte 4 und 12.

Emphysem (Lungenemphysem, chronische Atemnot)
Dagegen massieren Sie die Reflexzonen der ganzen Wirbelsäule, des Gehirns, der Nieren und der Nebennieren, der Lungen, des Sonnengeflechts und des Blinddarms. Am Kopf bearbeiten Sie die Reflexpunkte 4, 6, 10 und 12.
Als hilfreich hat sich auch das Binden oder Klammern der Finger und Zehen erwiesen, jeweils bis zu 15 Minuten.

Entspannung
Falten Sie kräftig die Hände, wobei die Finger auf die Hautfalten zwischen den Fingern der jeweils anderen Hand drücken müssen.

Erkältung
An den Füßen und den Händen massieren Sie hiergegen die Reflexzonen der Nieren und der Nebennieren, des Kopf- und Rachenraums sowie der Lunge und der ganzen Wirbelsäule.
Hilfe kann es auch bringen, wenn Sie sich kräftig auf die Zunge beißen.

Erschöpfung
(geistige Erschöpfung durch Überarbeitung)
Sie massieren hier die Reflexzonen der ganzen Wirbelsäule, der Nieren und der Nebennieren, des Gehirns und des Sonnengeflechts an den Füßen und den Händen. Am Kopf werden die Zonen 1, 2, 3 und 6 massiert.

Fieber
Hiergegen werden an den Füßen und den Händen die Reflexzonen der ganzen Wirbelsäule, des Gehirns, der Nieren und der Nebennieren massiert sowie am Kopf die Zonen 1, 4 und 6.

Fußgelenkbeschwerden
Massieren Sie die Reflexzone der ganzen Wirbelsäule an den Füßen und den Händen. Üben Sie außerdem Druck auf die Endglieder von Daumen und Zeigefinger aus, und zwar an allen vier Seiten.

Fußknöchelbeschwerden
Für den äußeren Knöchel das Endglied des Kleinfingers an allen vier Seiten pressen, für den inneren Knöchel das Daumenendglied.

Gallenblasenbeschwerden
Hiergegen wird an den Füßen und den Händen die Reflexzone der ganzen Wirbelsäule massiert; außerdem bearbeiten Sie die speziellen Reflexfelder für Leber und Gallenblase sowie am Kopf die Zonen 1 und 11 (rechts). Zusätzlich sollten Sie Daumen und Zeigefinger oder Großzehe und zweite Zehe binden oder klammern.

Gicht
(nur unterstützend)
Gegen diese Krankheit, deren Ursache ein Überschuß an Harnsäure ist, massieren Sie an den Händen und den Füßen die Reflexzonen der ganzen Wirbelsäule, der Nieren und der Nebennieren sowie der Harnblase.

Gürtelrose
(nur unterstützend)
Gegen diese Viruserkrankung werden die Reflexzonen der ganzen Wirbelsäule, der Nieren und der Nebennieren sowie des Sonnengeflechts an Füßen und Händen bearbeitet.

Hämorrhoiden
Massiert werden hiergegen an den Füßen und den Händen die Reflexzonen der Wirbelsäule, des Dickdarms, des Mastdarms, des Sonnengeflechts und des kleinen Beckens.

Heiserkeit
An den Füßen und den Händen werden die Reflexzonen der ganzen Wirbelsäule, der Nieren und der Nebennieren sowie des Rachens massiert. Zusätzlich sollten Sie Daumen und Zeigefinger für 5 bis 10 Minuten binden oder klammern.

Herzerkrankungen
An den Füßen und den Händen massieren Sie bei Erkrankungen des Herzmuskels die Reflexzonen der ganzen Wirbelsäule, des Herzens, des Sonnengeflechts, des Gehirns, der Nieren und der Nebennieren und des S-Darms.
Bei Angina pectoris binden oder klammern Sie die Finger oder Zehen auf der linken Seite für jeweils 1 bis 3 bis 10 Minuten, eventuell auch auf der rechten Seite, oder Sie klammern Daumen und Zeigefinger für jeweils 5 bis 10 Minuten.

Heuschnupfen
Gegen diese jahreszeitlich bedingte allergische Erkrankung, die meistens durch Gräser und Blütenstaub hervorgerufen wird, massieren Sie die Reflexfelder der ganzen Wirbelsäule, der Nieren und der Nebennieren, der Gebärmutter beziehungsweise der Prostata, der Eierstöcke beziehungsweise der Hoden, aller Nebenhöhlen, des Kopfes, des Nakkens an den Füßen und den Händen. Hilfreich ist auch hier ein Druck auf die Gelenke von Daumen, Zeigefinger und Ringfinger.

Hexenschuß
(durch Verletzung, Zerrung, Prellung der Rückenmuskeln)
Es werden die Reflexzonen der ganzen Wirbelsäule, der Schulter, des Sonnengeflechts und der oberen Rückenregion an den Füßen und den Händen bearbeitet.
Eine Massage des Fußwurzel-Mittelfuß-Gelenks bringt ebenfalls Hilfe.

Impotenz
An den Füßen und den Händen werden hiergegen die folgenden Reflexzonen massiert: die der ganzen Wirbelsäule, des Gehirns, der Hypophyse, der Schilddrüse, der Bauchspeicheldrüse, des Sonnengeflechts, der Gebärmutter beziehungsweise der Prostata, der Eierstöcke beziehungsweise der Hoden sowie am Kopf die Reflexpunkte 1, 6 und 14.

Kniebeschwerden
(Schmerzen, Entzündungen, Funktionsstörungen)
Sie massieren an den Füßen und den Händen die Reflexzone der ganzen Wirbelsäule und die Knie-Hüft-Zone. Außerdem binden oder klammern Sie die Großzehe und üben eventuell noch Druck von allen vier Seiten für 2 bis 5 Minuten darauf aus.

Kolitis (Dickdarmentzündung)
Hiergegen werden an den Füßen und den Händen die folgenden Reflexzonen bearbeitet: die der Nieren und der Nebennieren, des Dickdarms, des Sonnengeflechts, des kleinen Beckens und des ganzen Bauchraums sowie der ganzen Wirbelsäule. Zusätzlich massieren Sie am Kopf die Zonen 1, 6, 7 und 11 (links).

Kopfschmerzen
Hiergegen bearbeiten Sie die Reflexzonen der ganzen Wirbelsäule, des Kopfs, der Augen, der Ohren, des Gesichts, des Sonnengeflechts, des kleinen Beckens und des ganzen Bauchraums an den Füßen und den Händen.
Zusätzlich sollten Sie Daumen, Zeigefinger und Mittelfinger binden oder klammern. Beseitigen Sie eine eventuell bestehende Verstopfung, und massieren Sie hierzu am Kopf die Reflexzonen 7 und 13.

Krampfadern (Varizen)
(Schwellungen und Stauungen der Venen, meistens an den Beinen)
Hiergegen werden die Reflexfelder der ganzen Wirbelsäule, des kleinen Beckens, des ganzen Bauchraums, der Nieren und der Nebennieren, des Lymphsystems, des Sonnengeflechts, des Herzens, der Leber, der Bauchspeicheldrüse und der Hypophyse an den Füßen und den Händen bearbeitet.

Kreislaufstörungen
Bei Unterbrechungen des Blutkreislaufes sind die Reflexzonen der Nieren und der Nebennieren sowie die ganzen Handteller und die ganzen Fußsohlen zu massieren.
Bei Bluthochdruck binden oder klammern Sie den Daumen und den Zeigefinger (oder alle Finger), pressen die Hautfalte zwischen Daumen und Zeigefinger und bearbeiten die Reflexzone der ganzen Wirbelsäule. Es müssen hier lange Reize gesetzt werden.
Bei Unterdruck bearbeiten Sie die gleichen Reflexfelder wie bei Bluthochdruck; es müssen hier aber nur kurze, höchstens 30 Sekunden lange Reize gesetzt werden.

Lähmungen
Folgende Reflexzonen werden hiergegen massiert: die der ganzen Wirbelsäule, des Kopfes, des Gehirns, der Augen, der Ohren, des Nackens, der Nieren und der Nebennieren, der Harnblase an den Händen und den Füßen. Nachdem diese Zonen in drei Durchgängen massiert sind, werden zusätzlich nochmals die ganze Hand und der ganze Fuß bearbeitet. Außerdem üben Sie ganz festen Druck auf die Fingerkuppen und ganz besonders auf den Daumen aus.

Lungenentzündung
(nur zusätzlich)
Hiergegen werden die folgenden Reflexzonen an den Füßen und den Händen bearbeitet: die der ganzen Wirbelsäule, der Nieren und der Nebennieren, der Lungen, des Gehirns, der Hypophyse und des Lymphsystems sowie zusätzlich am Kopf die Zonen 1, 4, 10 und 11 (links).

Magengeschwür
(nur unterstützend)
Hiergegen werden die Reflexzonen der ganzen Wirbelsäule, des Sonnengeflechts, der Schulter und des Magens an den Füßen und den Händen massiert.

Mandelentzündung

Sie bearbeiten die Reflexzonen der ganzen Wirbelsäule, der Nieren und der Nebennieren, aller Nebenhöhlen, des Lymphsystems an den Füßen und den Händen sowie zusätzlich am Kopf die Zonen 4, 6 und 11 (links).

Menopause

(siehe Wechseljahre)

Menstruationsbeschwerden

Gegen allgemeine Menstruationsbeschwerden werden die Reflexzonen der ganzen Wirbelsäule, der Gebärmutter, der Eierstöcke, des Gehirns, der Hypophyse, des kleinen Beckens und des ganzen Bauchraums an den Füßen und den Händen bearbeitet.
Bei Dysmenorrhoe (schmerzhafter Regelblutung) binden oder klammern Sie zusätzlich zu der Massage der obigen Reflexzonen noch den Daumen, den Zeigefinger, den Mittelfinger, die Großzehe, die zweite und die dritte Zehe. Üben Sie außerdem Druck auf die Hautfalten zwischen Daumen, Zeigefinger und Mittelfinger aus.

Migräne

Bei Morgenmigräne massieren Sie die Reflexzonen der ganzen Wirbelsäule, des Scheitels, der Schädelbasis, des Magens, des Dünndarms, der Bauchspeicheldrüse, der Leber, des Blinddarms, des ganzen Dickdarms mit S-Darm, des ganzen Bauchraums, des kleinen Beckens, des Sonnengeflechts und des Gehirns an den Füßen und den Händen.
Bei Migräne während der Regel bearbeiten Sie die Reflexzonen der ganzen Wirbelsäule, der Schädelbasis, des Gehirns, des Sonnengeflechts und alle Zonen der Hormondrüsen an den Füßen und an den Händen.
Gegen Migräne bei Wetterfühligkeit massieren Sie die Reflexzonen der ganzen Wirbelsäule, der Schädelbasis, des Gehirns, des Sonnengeflechts sowie alle Zonen für eventuelle Streuherde an den Füßen und den Händen.

Multiple Sklerose

(nur unterstützend)
An den Händen und den Füßen bearbeiten Sie hiergegen die Reflexzonen der ganzen Wirbelsäule und des Gehirns sowie zusätzlich am Kopf die Zonen 1 und 6.

Nebenhöhlenbeschwerden

An den Füßen und den Händen werden die folgenden Reflexzonen massiert: die der ganzen Wirbelsäule, der Nieren und der Nebennieren, aller Nebenhöhlen, des Kopfes und des Gesichts.

Nervosität, vegetative Dystonie
Hier massieren Sie die Reflexzonen der Wirbelsäule, des Gehirns, der Schilddrüse, der Hypophyse und der Epiphyse, der Nieren und der Nebennieren, der Bauchspeicheldrüse, des kleinen Beckens und des Sonnengeflechts an Füßen und Händen.
Zusätzlich falten Sie fest die Hände und drücken mit den Fingern kräftig auf die Hautfalten zwischen den Fingern der jeweils anderen Hand.

Niereninfektion
(nur unterstützend)
Hiergegen massieren Sie die Reflexzonen der ganzen Wirbelsäule, der Nieren und der Nebennieren, der Harnblase und des ganzen Lymphsystems an den Händen und den Füßen sowie zusätzlich am Kopf die Reflexpunkte 4 und 12.

Ohnmacht
Hiergegen massieren Sie die Reflexzonen der ganzen Wirbelsäule, des Gehirns, der Augen und der Ohren an den Füßen und den Händen.

Ohrenschmerzen
Es werden die Reflexzonen der ganzen Wirbelsäule, der Nieren und der Nebennieren, der Augen, der Ohren und des Lymphsystems an den Füßen und den Händen bearbeitet. Zusätzlich klammern Sie den Ringfinger 5 Minuten lang oder üben intermittierenden Druck auf den Fingernagel des Ringfingers aus.

Osteoporose (Knochenentkalkung)
Bearbeiten Sie die Reflexzonen der ganzen Wirbelsäule, der Hypophyse, des Gehirns, der Nieren und der Nebennieren, der Schilddrüse, der Bauchspeicheldrüse, der Gebärmutter beziehungsweise der Prostata, der Eierstöcke beziehungsweise der Hoden.

Phlebitis
(siehe Venenentzündung)

Psoriasis
(siehe Schuppenflechte)

Schlaflosigkeit
Es werden hier an den Füßen und den Händen die Reflexzonen der ganzen Wirbelsäule, des Gehirns, des Scheitels, der Schädelbasis, der Schilddrüse und des Sonnengeflechts bearbeitet.

Schlaganfall
(nur unterstützend)
Es sollten hier an den Füßen und den Händen die Reflexzonen der ganzen Wirbelsäule, des Gehirns und des Kopfs massiert werden.

Schuppenflechte (Psoriasis)
Bearbeiten Sie hiergegen an den Füßen und den Händen die Reflexzonen der Wirbelsäule, der Nieren, des Gehirns, der Hypophyse, der Schilddrüse, der Bauchspeicheldrüse, der Gebärmutter (der Prostata), der Eierstöcke (der Hoden).

Schwangerschaftsbeschwerden
Es werden hiergegen die Reflexzonen der ganzen Wirbelsäule, des Sonnengeflechts, der Gebärmutter, der Eierstöcke, des Gehirns, der Hypophyse, der Nieren und der Nebennieren, der Schilddrüse und der Bauchspeicheldrüse an den Füßen und den Händen massiert.

Sodbrennen
Hiergegen werden die Reflexzonen der ganzen Wirbelsäule, des Sonnengeflechts und des Magens an den Füßen und den Händen massiert sowie zusätzlich am Kopf die Reflexpunkte 7 und 8.

Taubheit in den Fingerspitzen
Massieren Sie hiergegen an den Füßen und den Händen die Reflexzonen der ganzen Wirbelsäule, der Augen, der Ohren, des Nackens und besonders an den Daumen die Region des siebten Halswirbels.

Totaloperation
(Hysterektomie, operative Entfernung der Gebärmutter; Beschwerden danach)
Hiergegen werden an den Füßen und den Händen die Reflexzonen der ganzen Wirbelsäule, des Gehirns, der Hypophyse, der Nieren und der Nebennieren, der Bauchspeicheldrüse, der Gebärmutter, der Eierstöcke, des kleinen Beckens und des ganzen Bauchraums massiert.

Tumor
(nur unterstützend und zusätzlich)
Es werden hier an den Händen und den Füßen die Reflexzonen der ganzen Wirbelsäule, des Gehirns, der Hypophyse, des Sonnengeflechts und alle Zonen des lymphatischen Systems massiert.

Unfruchtbarkeit
Hiergegen müssen an den Füßen und den Händen die Reflexzonen der ganzen Wirbelsäule, des Gehirns, der Hypophyse, der Gebärmutter beziehungsweise der Prostata, der Eierstöcke beziehungsweise der Hoden bearbeitet werden.

Vegetative Dystonie
(siehe Nervosität, Schlaflosigkeit)

Venenentzündung (Phlebitis)
Es werden hiergegen an den Füßen und den Händen die Reflexzonen der ganzen Wirbelsäule, der Nieren und der Nebennieren, des Gehirns, des Knies, des kleinen Beckens und des ganzen Bauchraums bearbeitet.

Verdauungsstörungen
Hiergegen massieren Sie an den Füßen und den Händen die Reflexzonen der ganzen Wirbelsäule, des Sonnengeflechts, des Magens, des Dickdarms und des Dünndarms sowie zusätzlich am Kopf die Zonen 5, 7 und 8.

Verspannungen
Sie massieren hier an den Füßen und den Händen die Reflexzonen der ganzen Wirbelsäule, des Sonnengeflechts, der Schulter, der Nieren und der Nebennieren, des Gehirns, der Hypophyse und der Bauchspeicheldrüse, dazu am Kopf die Reflexpunkte 1 und 6.

Verstopfung
Dagegen müssen Sie an den Füßen und den Händen die Reflexzonen der ganzen Wirbelsäule, der Nieren und der Nebennieren, des kleinen Beckens, des ganzen Bauchraums, des Sonnengeflechts, des Magens, der Leber und der Bauchspeicheldrüse bearbeiten sowie zusätzlich am Kopf die Zonen 7, 8, 11 (rechts), 12 und 13.

Wechseljahre (und ihre Beschwerden; Menopause)
Hier müssen an den Füßen und den Händen die Reflexzonen der ganzen Wirbelsäule, der Gebärmutter, der Eierstöcke, des Gehirns, der Hypophyse, des kleinen Beckens und des Bauchraums massiert werden.

Zwerchfellbruch
Sie massieren hier die Reflexzonen der ganzen Wirbelsäule, der Nieren und der Nebennieren sowie des Sonnengeflechts an den Füßen und den Händen.

Möglichkeiten und Grenzen der Selbsthilfe

Das vorangehende Indikationsverzeichnis gibt Aufschluß darüber, bei welchen Erkrankungen man die Reflexzonentherapie einsetzen und damit dem Körper zu Gesundheit und Wohlbefinden verhelfen kann. Dieses Verzeichnis erhebt allerdings keinen Anspruch auf Vollständigkeit. Ich konnte nur die Erkrankungen aufführen, von denen aus dem Erfahrungsgut der amerikanischen und europäischen Therapeuten bekannt ist, daß die Reflexzonenmassage Erleichterung und Hilfe gebracht hat. Der Vorteil der Reflexzonenmassage ist es eben, daß sie eine Behandlungsmethode ist, die ein jeder ohne jeglichen größeren Aufwand, außer der benötigten Zeit, an sich selbst, seinen Familienangehörigen oder Freunden anwenden kann. Man kann die Reflexzonenmassage begleitend zu einer medikamentösen oder einer anderen Therapiemaßnahme durchführen oder als alleinige Therapieart anwenden.
Doch bevor Sie die Therapie durchführen, besprechen Sie Ihr Vorhaben immer mit Ihrem Arzt oder Heilpraktiker. Grundsätzlich sollten Sie nur leichte Gesundheitsstörungen ohne fachmännischen Rat selbst behandeln, und wenn sich die Beschwerden nicht bald bessern, den Therapeuten aufsuchen.

Wie schon erwähnt, hat auch die Reflexzonentherapie Grenzen ihrer Möglichkeiten. Diese Grenzen liegen nicht allein an den verschiedenen Krankheiten, bei denen wir sie nicht anwenden können und wo sie keine Hilfe bringt. Sie liegt vielmehr auch darin, daß es Menschen gibt, die auf Reflexzonenbehandlungen aus den verschiedensten Gründen nicht ansprechen. Diese Personengruppe ist dann eben für dieses Behandlungssystem nicht geeignet.
Daher sollten Sie, wenn Sie nach zehn intensiv und gewissenhaft durchgeführten Behandlungen keinerlei Wirkung verspüren, sich darüber klar werden, daß die Reflexzonenbehandlung für Sie nicht geeignet ist. Sprechen Sie mit Ihrem Arzt oder Heilpraktiker, der Ihnen dann andere Therapiemaßnahmen empfehlen wird. Dies empfiehlt auch die bekannte deutsche Masseurin Hanne Marquardt aufgrund ihrer Erfahrung, die sie im Laufe ihrer langjährigen Tätigkeit auf dem Gebiet der Fußreflexzonenmassage gewonnen hat. Diesem Vorgehen und den gewonnenen Feststellungen von Frau Marquardt kann ich mich nur anschließen.
Hierbei sollte man immer an die Worte des berühmten Berliner Klinikers Ernst von Leyden (1832-1910) denken: »Jede Heilmethode hat ihr eigenes Feld der Wirksamkeit, ihre eigenen Indikationen und nicht selten ihr eigenes Publikum.«
Sicherlich gibt es noch eine Reihe von Indikationen für die Reflexzonentherapie, die in unserem Indikationsverzeichnis nicht aufgeführt sind. Die Liste der geeigneten Indikationen wird sich im Laufe der Jahre sicher immer wieder durch die Erfahrungen aus der Praxis erweitern lassen.

Bewegungsübungen

Zur Unterstützung der Reflexzonentherapie haben Sie die Möglichkeit, gezielte Bewegungen mit den Füßen und den Händen durchzuführen. Diese Übungen können Sie ebenfalls in Ihr Massageprogramm einfügen.
Sie können natürlich nicht sämtliche vorgestellte Übungen auf einmal mit aufnehmen, jedoch je nach den Reflexzonen, die Sie bearbeiten, eine oder zwei. Aber mindestens 2- bis 3mal in der Woche sollten Sie alle Übungen an den Händen und den Füßen durchführen, um Ihre Gliedmaßen damit zu trainieren. Denn je beweglicher die Füße und die Hände sind, je freier die Gelenke und gelokkerter die Muskulatur ist, desto leichter gelingt Ihnen die Reflexzonenmassage.

Fußübungen

Durch gezielte Fußbewegungen trainieren Sie Gelenke, Muskulatur, Sehnen und Blutgefäße des Fußes und erhalten sie damit beweglicher und elastischer. Um die Übungen ausführen zu können, legen Sie jeweils den rechten Fuß auf den linken Oberschenkel oder umgekehrt.

Bei allen Übungen können Sie zusätzlich die Klopf-, Hack- oder Perkussionstechnik einsetzen, um reflektorische Impulse zu geben als Erweiterung und Bereicherung der Reflexzonenmassage.

Übung 1
Legen Sie zu dieser Übung für die Fußrückenkrümmung den rechten Handteller auf die Zehen und Ballen des linken Fußes, und beugen Sie mit dem Handballen die Zehen mehrmals nach hinten (siehe hierzu die Abbildung 93). Die gleiche Übung machen Sie dann mit dem rechten Fuß.

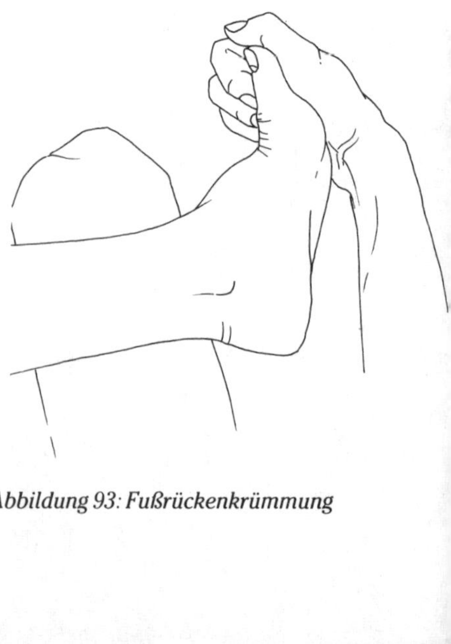

Abbildung 93: Fußrückenkrümmung

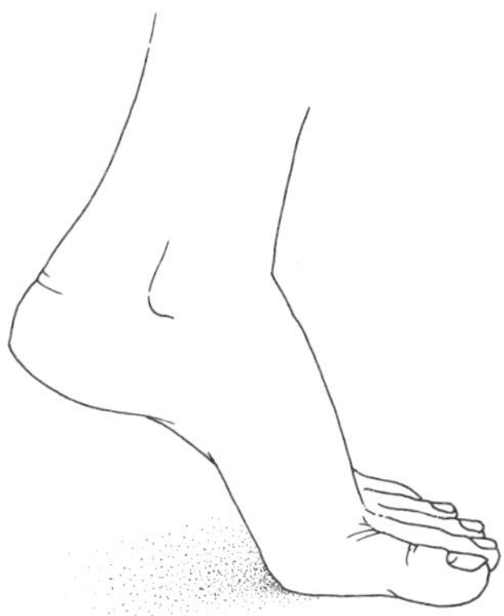

Abbildung 94: Fußrückenkrümmung

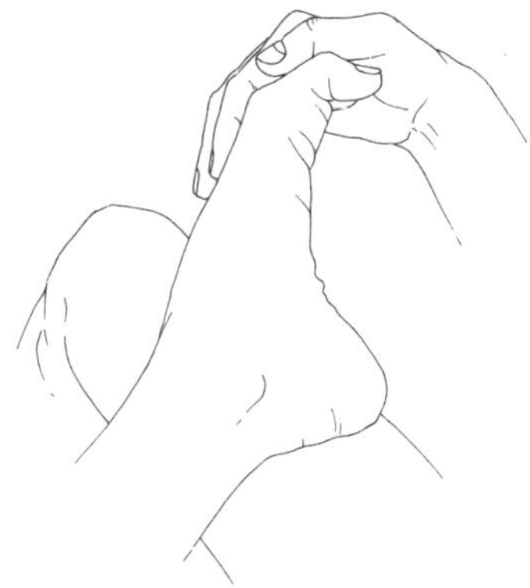

Abbildung 95: Fußsohlenkrümmung

Sie können diese Übung auch etwas einfacher ausführen, und zwar an beiden Füßen zur gleichen Zeit. Dazu stellen Sie sich vor einen Tisch oder eine Stuhllehne und halten sich leicht daran fest. Nun heben Sie den Körper etwas an, als wollten Sie sich strecken, so daß das Körpergewicht nur noch auf Ballen und Zehen liegt (siehe Abbildung 94). Wiederholen Sie diese Übung mehrmals.
Diese Übung wird auch sehr oft bei Patienten, die an arteriellen Durchblutungsstörungen der Unterschenkel leiden, in das krankengymnastische Übungsprogramm aufgenommen, da sie die Muskelschicht der Arterien günstig beeinflußt.

Übung 2
Bei der Übung für die Fußsohlenkrümmung gehen Sie auf die gleiche Weise vor wie bei der Übung 1 für die Fußrückenkrümmung. Es liegen hier nur die Finger der Arbeitshand auf dem Fußrücken, und mit dem Ballen der Arbeitshand drücken Sie die Großzehe und die Zehen in Richtung Fußsohle, wie es die Abbildung 95 zeigt.

Übung 3
Bei der Übung zur Drehung der Fußsohle nach außen umfassen Sie den Vorderfuß. Die Finger der Arbeitshand liegen auf der Kleinzehenseite, und der Daumenballen liegt in Höhe des Grundgelenks der Großzehe (siehe hierzu die Abbildung 96). Mit den Fingern der Arbeitshand ziehen Sie den äußeren Fußsohlenrand (Kleinzehenseite) hoch, und mit dem Handballen üben Sie den nötigen Druck aus.

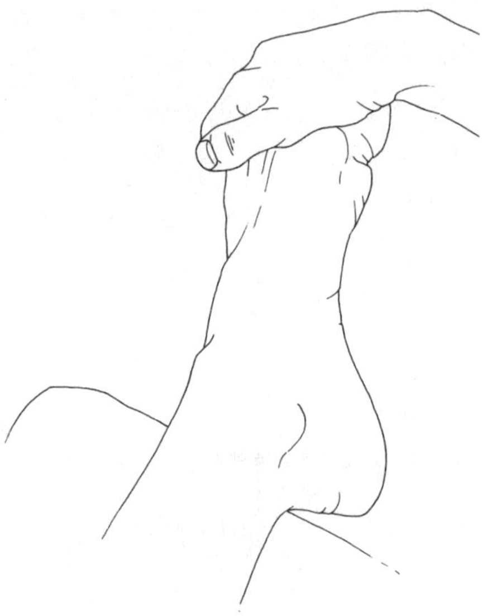

Abbildung 96: Drehung der Fußsohle nach außen

Übung 4

Für die Drehung der Fußsohle nach innen umfassen Sie den Fuß mit der Arbeitshand so, daß die Finger auf der Großzehenseite liegen und der Handballen auf der Kleinzehe liegt. Mit den Fingern ziehen Sie den inneren Fußsohlenrand hoch, und der Handballen übt den nötigen Druck aus. Sie drehen den Fuß, bis die Fußsohle soweit wie möglich nach oben gerichtet ist (siehe Abbildung 97).

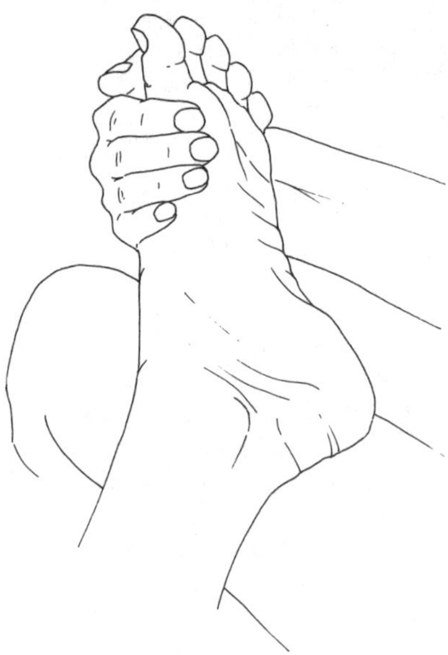

Abbildung 97: Drehung der Fußsohle nach innen

Übung 5

Eine weitere Übung zur Fußrückenkrümmung führen Sie folgendermaßen durch: Sie setzen sich auf einen Stuhl und stellen die Ferse auf den Boden. Dann heben Sie den Fuß an, wie es die Abbildung 98 zeigt, und ziehen die Zehen in Richtung Schienbein. Sie schaukeln mit dem Fuß auf der Ferse nach innen und außen, vorwärts und rückwärts.

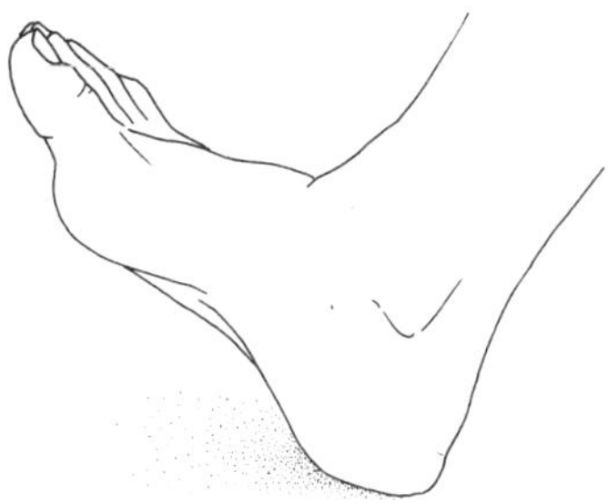

Abbildung 98: Fußrückenkrümmung

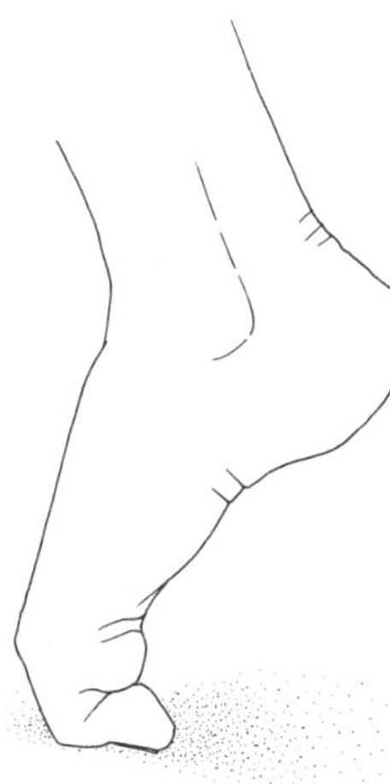

Abbildung 99: Fußsohlenkrümmung

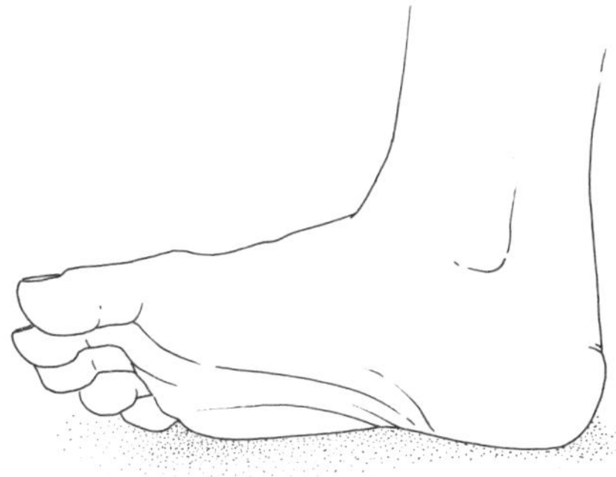

Abbildung 100: Drehung der Fußsohle nach außen

Übung 6
Für die Übung der Fußsohlenkrümmung setzen Sie sich ebenfalls und stellen wie eine Ballerina die Zehenspitzen auf den Boden. Dann wippen Sie mit dem Fuß vorwärts und rückwärts, nach innen und nach außen (siehe hierzu die Abbildung 99).

Übung 7
Sie setzen sich für die Drehung der Fußsohle nach außen und legen den äußeren Fußsohlenrand auf den Boden. Nun wippen Sie nach innen und außen sowie leicht vorwärts und rückwärts (siehe hierzu die Abbildung 100).

Übung 8
Die gleiche Übung wie die Übung 7 führen Sie zur Drehung der Fußsohle nach innen durch, und zwar am Fußsohleninnenrand (siehe Abbildung 101).

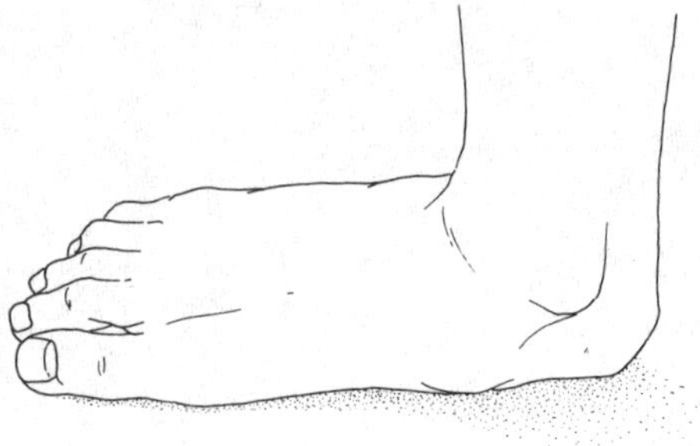

Abbildung 101: Drehung der Fußsohle nach innen

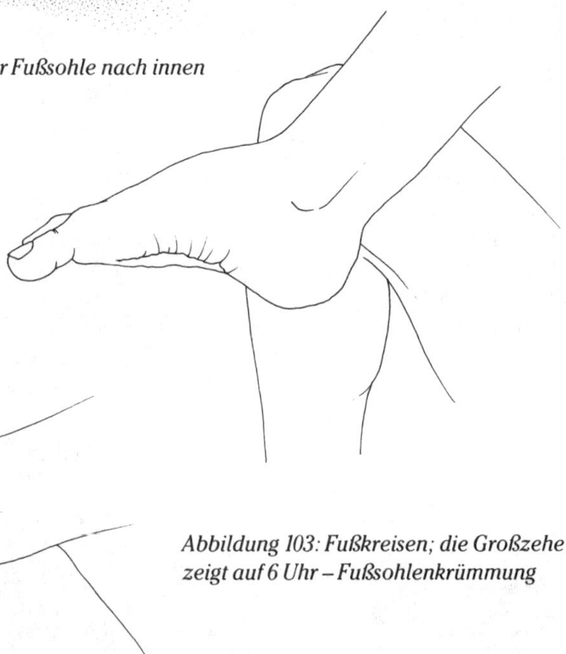

Abbildung 103: Fußkreisen; die Großzehe zeigt auf 6 Uhr – Fußsohlenkrümmung

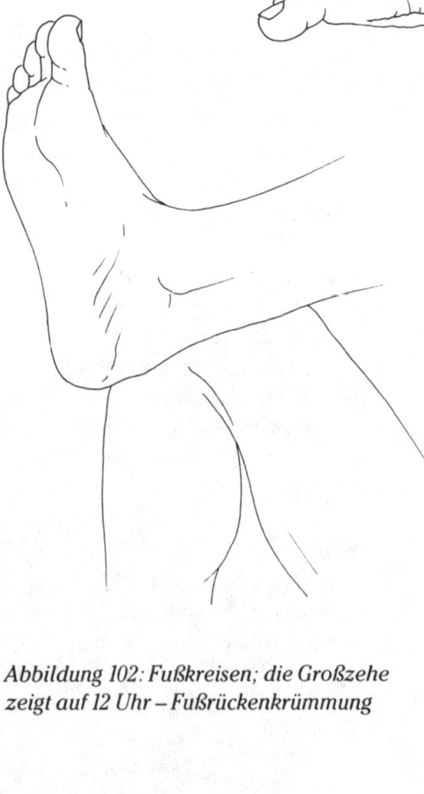

Abbildung 102: Fußkreisen; die Großzehe zeigt auf 12 Uhr – Fußrückenkrümmung

Übung 9

Zum Fußkreisen legen Sie den linken Unterschenkel auf den rechten Oberschenkel, so daß der ganze Fuß mit dem Knöchel frei liegt. Mit den Zehen beschreiben Sie nun einen Kreis in der Luft. Sie kreisen zuerst nach innen und dann nach außen. Achten Sie darauf, in welcher Richtung Ihnen das Kreisen schwerer fällt und ob Sie einen richtigen Kreis zustandebringen. Welcher Teil war schwieriger? Führen Sie die Übung mit dem rechten Fuß auf die gleiche Weise durch.

Mit dieser Übung krümmen Sie sowohl den Fußrücken als auch die Fußsohle und drehen die Fußsohle nach außen und nach innen. Am besten stellen Sie sich dabei ein Zifferblatt vor. Wenn die Großzehe auf 12 Uhr zeigt, ist der Fußrücken gekrümmt (siehe Abbildung 102); zeigt die Großzehe auf 6 Uhr, ist die Fußsohle gekrümmt (siehe Abbildung 103). Wenn Ihnen zu Anfang das Kreisen sehr schwer fällt, können Sie, wie in den Abbildungen 93 bis 97 gezeigt, die Hand zur Unterstützung benutzen.

Handübungen

Bei den gezielten Handbewegungen entspricht die Richtung der bei den Füßen erwähnten, und der Ablauf ist ebenfalls ähnlich.

Übung 10

Bei dieser Übung für die Handrückenkrümmung umfassen Sie die zu bearbeitende Hand mit der Arbeitshand von der Kleinfingerseite her und drücken mit dem Handballen den Handrücken nach unten (siehe dazu Abbildung 104).

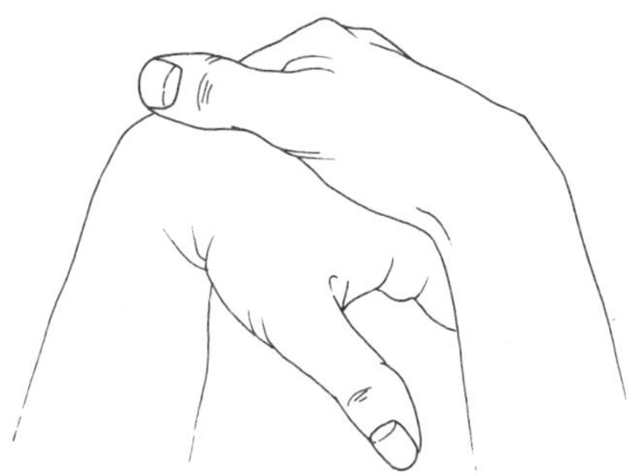

Abbildung 104: Handrückenkrümmung

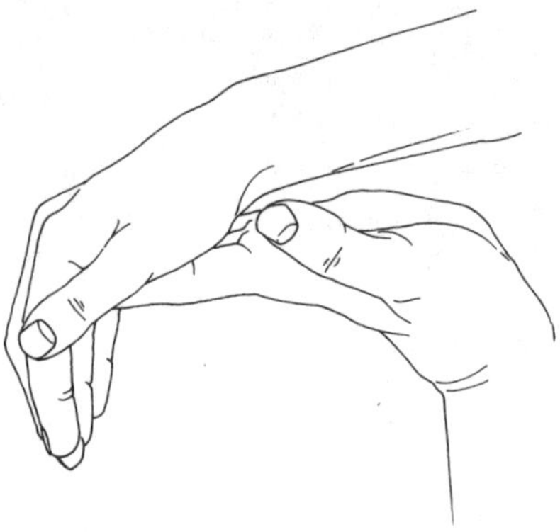

Abbildung 105: Handtellerkrümmung

Übung 11
Bei der Übung für die Handtellerkrümmung drücken Sie mit dem Ballen der Arbeitshand die Finger nach hinten (siehe Abbildung 105).

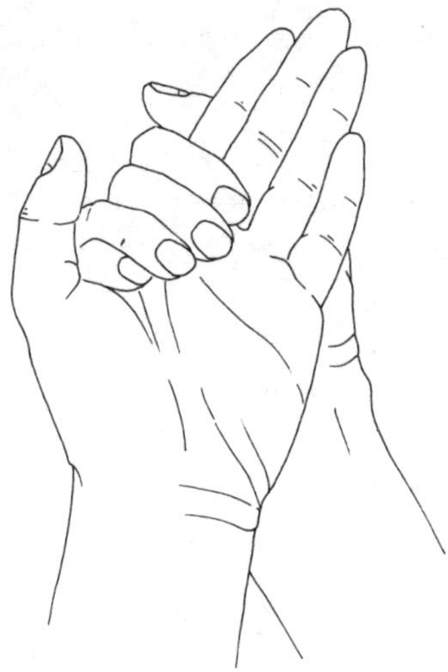

Abbildung 106: Drehung der Hand nach außen

Übung 12
Zur Drehung der Hand nach außen umfassen Sie den Handrücken von der Daumenseite her und ziehen mit den Fingern der Arbeitshand die Handkante hoch. Mit dem Daumenballen üben Sie den nötigen Druck aus (siehe Abbildung 106).

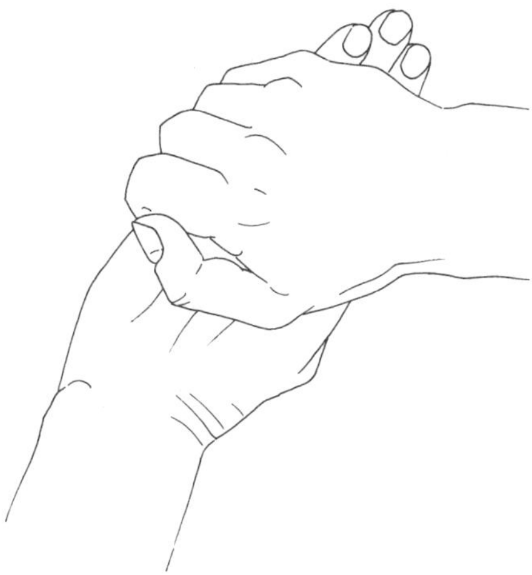

Abbildung 107: Drehung der Hand nach innen

Übung 13
Zur Drehung der Hand nach innen umfassen Sie den Handrücken von der Kleinfingerseite her und drükken mit dem Handballen die Handkante nach innen (siehe Abbildung 107).

Übung 14
Zum Handkreisen umfassen Sie die Hand am Handgelenk und beschreiben Kreise nach innen und nach außen (siehe dazu die Abbildungen 108 und 109).

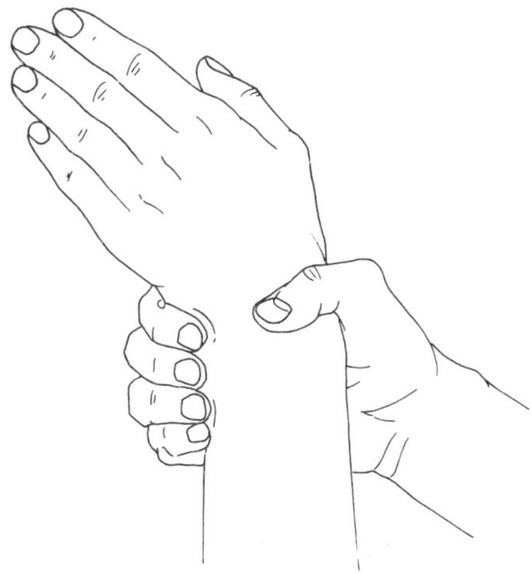

Abbildung 108: Handkreisen

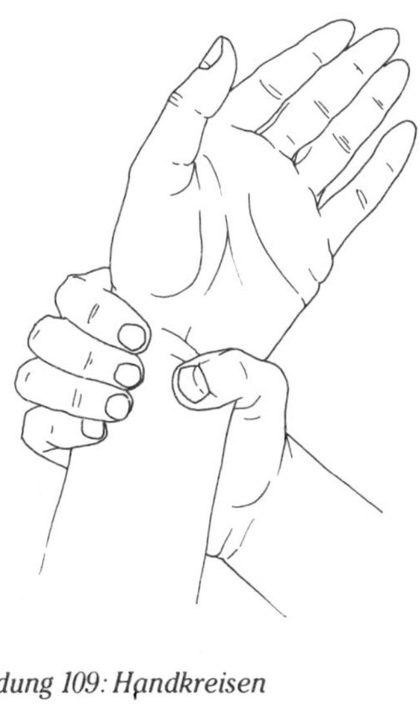

Abbildung 109: Handkreisen

Geräte und Hilfsmittel

Um es gleich im voraus nochmals zu sagen: Für die Durchführung einer Reflexzonenbehandlung benötigen Sie keinerlei Hilfsmittel. Sie können alle Anwendungen mit Ihren körpereigenen »Geräten«, den Händen, ausführen. Die im folgenden beschriebenen Hilfsmittel erleichtern Ihnen möglicherweise manche Anwendung, doch wenn Sie Ihre Hände geschickt einsetzen, können Sie darauf verzichten. Grundsätzlich gilt, daß kein Gerät das Fühlen, Tasten und den ausgeübten Massagedruck mit den Fingern ersetzen kann. Dennoch sollten Sie über die Hilfsgeräte Bescheid wissen.

Hersteller bieten die verschiedensten Geräte überwiegend für die Fußreflexzonenmassage an – von den einfachsten bis zu den teuersten. Meist werden dazu auch Schautafeln mit der Lage der Reflexzonen angeboten, die aber oft sehr weit von dem Schema entfernt sind, das Dr. Joe S. Riley und Eunice Ingham in den 30er Jahren erarbeitet haben, oder von den erweiterten Tafeln mit den Erfahrungen Dr. Ernst Sedlaceks, Dr. Niels Kracks und Hanne Marquardts. Auf den Erfahrungen der genannten Personen basieren auch die Angaben in diesem Buch; sie dürfen den Anspruch erheben, gewissenhaft erarbeitet und auf dem heutigen Stand der Reflexzonenmassage zu sein.

Das wohl älteste Hilfsmittel in der Reflexzonentherapie ist die seit den 30er Jahren bekannte Rolle, ein Holzstab, der sich den beiden Enden zu verjüngt, also konisch zuläuft. An beiden Enden befinden sich runde Holzscheiben. Dieser alte Holzstab ist heute auch wieder im Handel, es gibt außerdem eine große Anzahl von ähnlichen Konstruktionen, die aus Gummi oder Kunststoff sind, meistens innen hohl, so daß man sie mit heißem Wasser füllen kann.

Eine andere Konstruktion besteht aus einem Rahmen, in dem eine Vielzahl von Metallrollen montiert ist, auf denen man dann mit den Fußsohlen hin und her rollt.

Außerdem sind die verschiedensten Matten auf dem Markt, die mit Noppen versehen sind, worauf man die Füße massieren kann. Ähnlich wirken Schuheinlagen mit Noppen und Sandalen mit einer Noppensohle und eingearbeiteten Magneten.

Wer der Meinung ist, daß ihm solche Geräte bei der Reflexzonentherapie nutzen, kann sie sich über den Handel besorgen. Am besten fragen Sie in Reformhäusern, Sportgeschäften oder Sanitätshäusern.

Übungen mit der Rolle

Eines der geeignetsten Geräte für die Fußreflexzonenmassage ist der beschriebene Holzstab, die Rolle, oder ein ähnlicher walzenförmiger Gegenstand, zum Beispiel ein altes Nudelholz, ein Stück Besenstiel usw.

Mit einer solchen Rolle können Sie die verschiedensten Übungen durchführen. Beachten Sie dabei jedoch, daß der durch die harte Oberfläche der Rolle ausgeübte Druck nicht so stark werden darf, daß er Schmerzen verursacht.

Übung 15

Zur Bearbeitung des ganzen Fußes setzen Sie den Fuß zuerst mit seiner Innenseite (Großzehenseite) auf die Rolle, und bearbeiten Sie den Fußsohlen-Innenrand am Übergang zum Fußrücken, indem Sie den Fuß hin und her bewegen. Danach bearbeiten Sie die Fußsohle und schließlich die Fußsohlenaußenseite. Bei jedem dieser Vorgänge wird der Fuß neu angesetzt. Siehe hierzu die Abbildung 110.

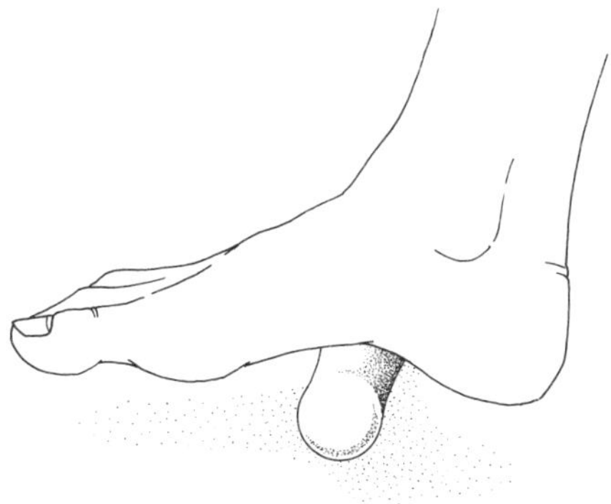

Abbildung 110: Rollen auf der ganzen Fußsohle

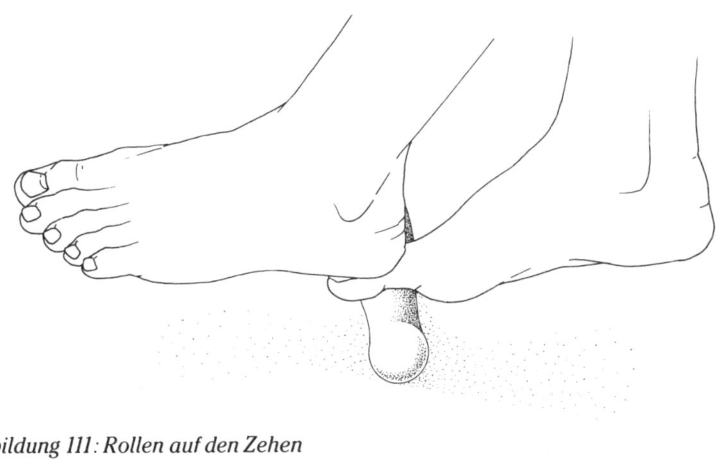

Abbildung 111: Rollen auf den Zehen

Übung 16
Wenn Sie nur die Zehen bearbeiten wollen, legen Sie die Zehen des zu bearbeitenden Fußes auf die Rolle. Damit Sie den erwünschten Gegendruck erzielen, stellen Sie auf die zu bearbeitende Zehe die Ferse des anderen Fußes. Die Ferse muß für jede Zehe neu angesetzt werden. Indem Sie den Fuß von der einen auf die andere Seite drehen, können Sie auch die Seitenflächen der Zehen bearbeiten. Für diese Übung siehe Abbildung 111.

Übung 17
Um die Reflexzone der Zähne zu bearbeiten (Basis der Zehengrundglieder und Köpfchen der Mittelfußknochen), setzen Sie den zu bearbeitenden Fuß wie in Abbildung 112 gezeigt auf die Rolle und rollen in diesem Bereich hin und her. Wollen Sie den Druck verstärken, stellen Sie wieder die Ferse des anderen Fußes auf den Fußrücken. Auch hier gehen Sie von der Fußinnenseite aus, über die Fußsohle bis zur Fußaußenseite vor.

Übung 18
Für die Bearbeitung des Mittelfeldes der Fußsohle stellen Sie den Fuß auf die Rolle und rollen hin und her. Auch hier beginnen Sie an der Fußinnenseite, dann folgt die Fußsohle und zum Abschluß kommt die Fußaußenseite. Siehe hierzu die Abbildung 113.

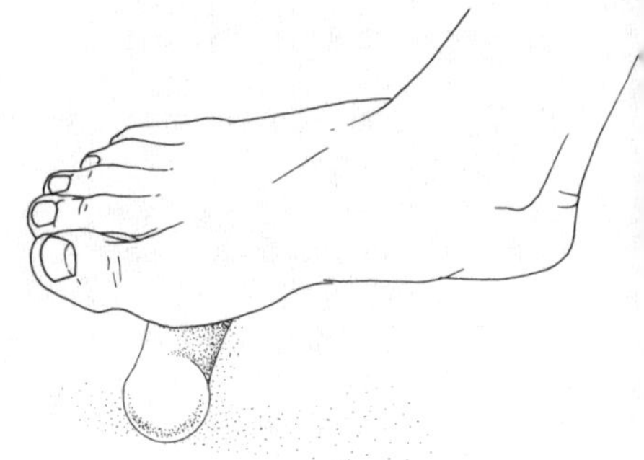

Abbildung 112: Rollen auf der Reflexzone der Zähne

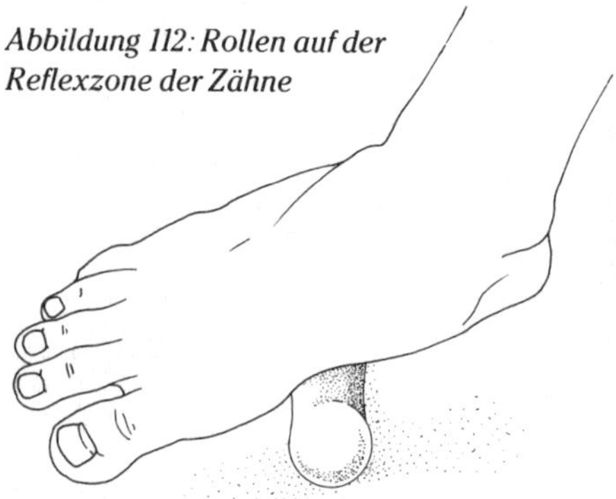

Abbildung 113: Rollen auf dem Mittelfeld der Fußsohle

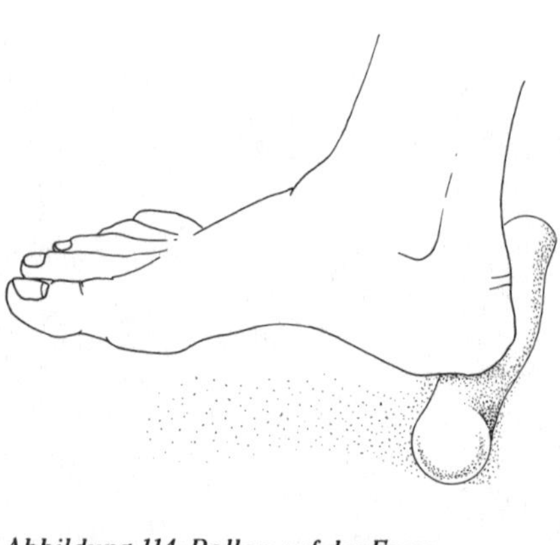

Abbildung 114: Rollen auf der Ferse

Übung 19
Bei der Bearbeitung der Ferse müssen Sie mit der Rolle etwas vorsichtiger sein, da man leicht abrutscht. Wenn Sie die Beine übereinander schlagen, üben Sie einen größeren Druck aus und haben die Rolle besser unter Kontrolle. Auch hier wird von innen nach außen gearbeitet (siehe Abbildung 114).

Übungen mit dem Ball

Ein gutes Hilfsmittel, mit dem man die Reflexzonenmassage unterstützen kann, ist ein Golf-, Gummi- oder Schaumstoffball von etwa 5 cm Durchmesser. Probieren Sie verschiedene Bälle aus; für viele Personen ist ein Golfball nämlich zu hart. Der Ball hat den Vorteil, daß man speziell einzelne Zonen gut mit ihm bearbeiten kann. Im folgenden gebe ich Ihnen einige Beispiele für die Arbeit mit dem Ball an Füßen und Händen.

Übung 20
Zur Bearbeitung des Großzehenrandes legen Sie den Ball in die hohle Arbeitshand, und rollen Sie damit mehrmals, mit nicht zu starkem Druck, am Großzehenrand entlang (siehe Abbildung 115). Den auszuübenden Druck können Sie mit der Arbeitshand leicht regulieren.

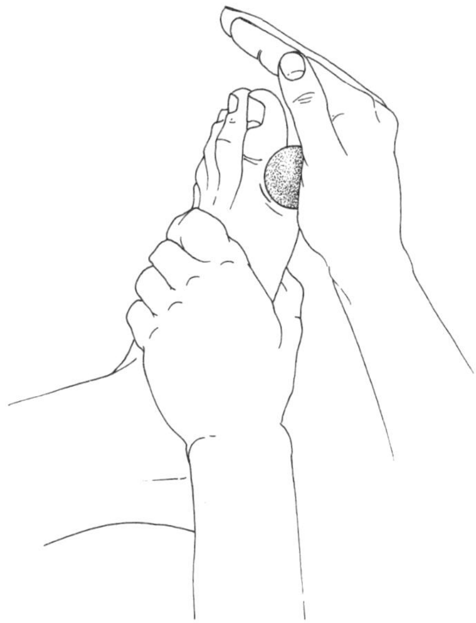

Abbildung 115: Ballarbeit auf dem Großzehenrand

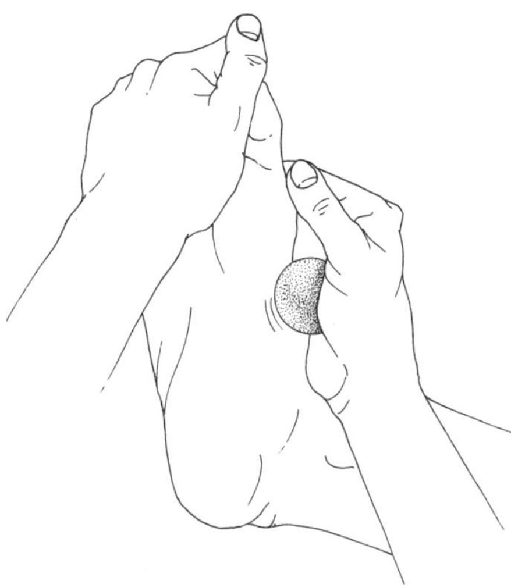

Abbildung 116: Ballarbeit auf der Reflexzone der Wirbelsäule

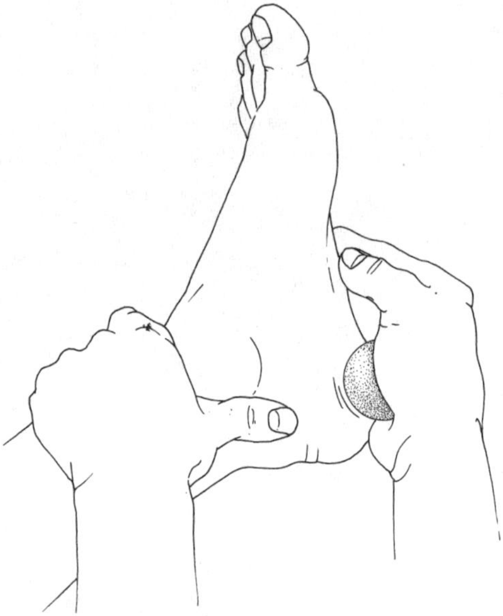

Abbildung 117: Ballarbeit auf dem Fersenrand

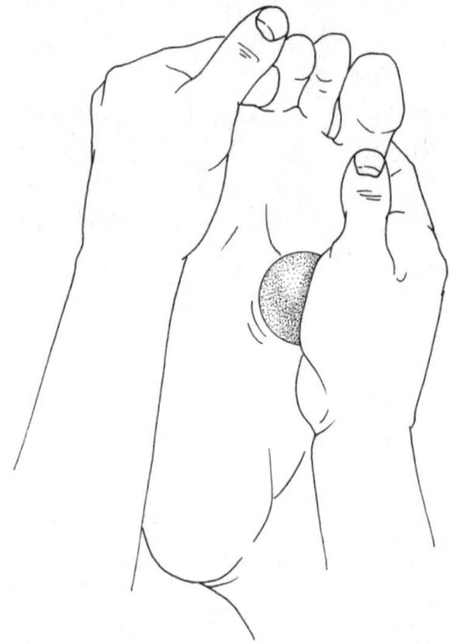

Abbildung 118: Ballarbeit auf der ganzen Fußsohle

Übung 21

Um die Reflexzone der ganzen Wirbelsäule zu bearbeiten, legen Sie die Finger der hohlen Arbeitshand mit dem Ball auf den Fußrücken. Dann rollen Sie mehrmals die Reflexzone der Wirbelsäule ab. Als Anleitung siehe hierzu die Abbildung 116.

Übung 22

Zur Bearbeitung des Fersenrandes legen Sie den Ball in die hohle Arbeitshand und rollen damit mehrmals entlang der Reflexzonen des Fersenrandes (siehe Abbildung 117).

Übung 23

Zur Massage der ganzen Fußsohle legen Sie den Ball wieder in die hohle Hand. Mit der Haltehand halten Sie den Fuß von der Fußrückenseite. Die Arbeitshand legen Sie auf die Fußsohle und rollen den Ball unter mäßigem Druck hin und her (siehe Abbildung 118).

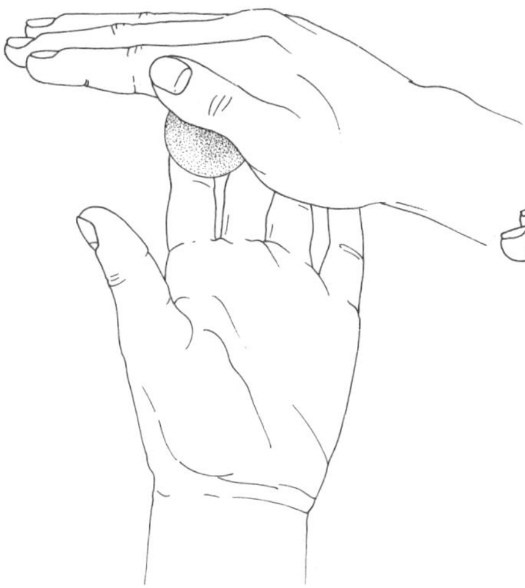

Abbildung 119: Ballarbeit auf den Fingerflächen

Übung 24
Auch für Massagen an den Händen eignet sich der Ball sehr gut. Achten Sie hier wieder besonders auf die Druckstärke, damit keine Schmerzen ausgelöst werden.
Zur Behandlung der Fingerflächen legen Sie den Ball in die hohle Hand und rollen damit, wie in Abbildung 119 gezeigt, auf dem zu bearbeitenden Finger mehrmals hin und her. Die restlichen Finger können auf die gleiche Weise massiert werden.

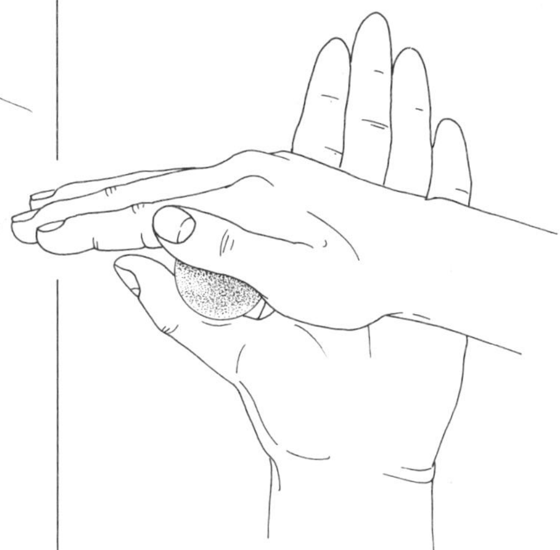

Abbildung 120: Ballarbeit auf dem Daumen

Übung 25
Bei der Bearbeitung der Reflexzonen am Daumen halten Sie den Ball wieder in der hohlen Arbeitshand und rollen ihn entlang des Daumens (siehe hierzu die Abbildung 120). Den nötigen Gegendruck können Sie mit dem zu behandelnden Daumen erzeugen und regulieren.

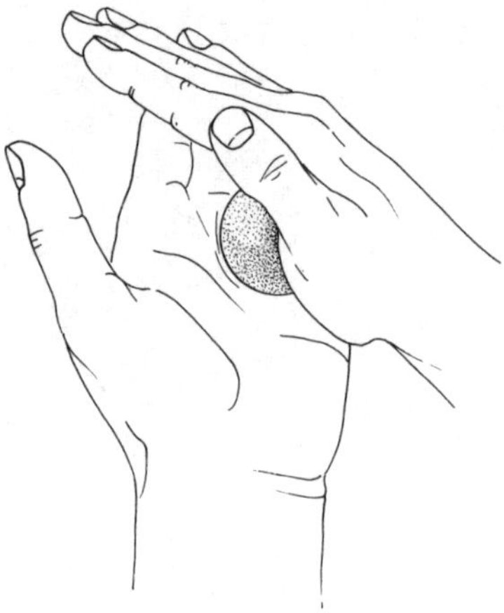

Abbildung 121: Ballarbeit auf den Reflexzonen von Lunge und Herz

Übung 26
Zur Massage der Reflexzonen von Lunge und Herz auf dem Handteller nehmen Sie den Ball in die hohle Hand und rollen ihn dann über die Reflexzone im Handteller (siehe hierzu die Abbildung 121).

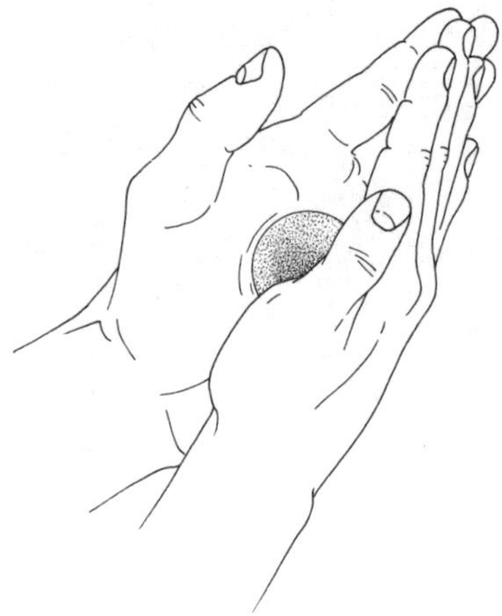

Abbildung 122: Ballarbeit auf den restlichen Reflexzonen der Handteller

Übung 27
Für die Massage der restlichen Reflexfelder auf den Handtellern können Sie den Ball ebenfalls gut einsetzen. Halten Sie den Ball zwischen den Händen und rollen ihn nun hin und her (siehe hierzu die Abbildung 122). Indem Sie den Griff lockern oder verstärken, können Sie den Druck regulieren.

Weitere Hilfsmittel

Jetzt wollen wir uns noch einigen Hilfsmitteln zuwenden, die wir ebenfalls bei der Reflexzonentherapie verwenden können und die bereits im Kapitel mit den Massagetechniken erwähnt worden sind.

Gummiringe
Die wichtigsten dieser Hilfsmittel sind die Gummiringe, und zwar kleine, kräftige Ringe, wie man sie in jeder Schreibwarenhandlung kaufen kann. Sie dienen zum Binden von Zehen und Fingern. Je nach therapeutischer Indikation können Sie die Finger und Zehen am Nagelbett oder in anderen Abschnitten derselben binden. Dabei müssen Sie auf die Uhr sehen: Sie dürfen niemals länger als 15 Minuten abbinden. Als erwünschte Erscheinungen treten ein Absterbegefühl, eine Blauverfärbung, Schmerz und Kältegefühl ein. Nach längstens 15 Minuten müssen Sie die Gummiringe entfernen, damit es wieder zur normalen Zirkulation des Blutes kommt. (Beachten Sie dabei bitte auch die Hinweise auf Seite 65.)
Diese sehr wirksame Behandlung kann täglich wiederholt werden. Sie können damit je nach den Erfordernissen kurze oder lange Reize setzen.
Nach Dr. med. Niels Krack besteht die Wirksamkeit dieser Methode vermutlich darin, daß es in den abgeschnürten Finger- oder Zehengliedern zur Freisetzung hormonartiger Substanzen kommt, die dann in die Blut- und Lymphbahn eingeschwemmt werden.

Wäscheklammern
Ein weiteres Hilfsmittel, das man ebenfalls in jedem Haushalt finden kann, ist ein Satz Wäscheklammern aus Holz mit einer Metallfeder (Plastikklammern sind weniger geeignet, da sie leichter zerbrechen). Diese Wäscheklammern können Sie gut einsetzen, wenn an den Endgliedern, den Zehen oder Fingern, Druck ausgeübt werden soll. Sie können die Klammern so ansetzen, daß Druck von oben, unten oder von den Seiten erzeugt wird. Auch die Klammern sollten Sie nicht länger als 15 Minuten einsetzen, aber auch nicht kürzer als 3 Minuten; allein deshalb ist es empfehlenswert, stabile Klammern zu verwenden.

Elektrische Ströme

Es gibt auch die Möglichkeit, die Reflexzonen mit elektrischen Strömen zu beeinflussen. Die Anwendung dieser Ströme ist zwar zur Ausübung der Reflexzonentherapie nicht notwendig, aber doch recht gut wirksam. Zur Abrundung des Themas Hilfsgeräte möchte ich Sie auch über diese Therapieform informieren, obwohl sie sich kaum zur Selbstbehandlung eignet. Wer sich jedoch von einem Fachmann – sei es ein Arzt, ein Heilpraktiker, eine Masseurin oder ein Masseur – behandeln läßt, kommt unter Umständen dort damit in Berührung. Wenn Sie sich für eine Selbstbehandlung mit elektrischen Strömen interessieren, sprechen Sie grundsätzlich zuvor mit Ihrem Therapeuten! Ich möchte hier zwei Möglichkeiten vorstellen, mit denen durch Einwirkung elektrischer Ströme auf die Reflexzonen und Reflexfelder eine Reflexzonenbehandlung vorgenommen werden kann: Die Behandlung mit Tesla-Strömen und die Behandlung mit Wechselströmen von 10 Hertz.

Die Behandlung mit Tesla-Strömen

Die Behandlung mit Tesla-Strömen wird in der Praxis auch Hochfrequenzbehandlung genannt. Diese Bezeichnung ist aber nicht ganz zutreffend. Das Verfahren und seine Bezeichnung stammen aus den Frühzeiten der Wechselstromtechnik. Ein Tesla-Apparat besteht aus einem mechanischen oder elektronischen Zerhacker, der in einem Gehäuse untergebracht ist und einen wechselstromähnlichen zerhackten (Gleich)strom mit einstellbarer Frequenz liefert. In den Handgriff des Gerätes können gläserne Elektroden gesteckt werden. In diesem Handgriff befindet sich ein Transformator, der einen relativ hochfrequenten Wechselstrom von geringer Intensität und hoher Voltzahl liefert, einen Strom, der für den menschlichen Körper ungefährlich ist. Die Elektroden sind aus Glasrohr, in dem ein annäherndes Vakuum herrscht (fast luftleerer Raum) und sich etwas Edelgas befindet. Aus dem Innenraum dieses Glasrohrs ragen pinselartige Drahtborsten, die darin eingeschmolzen sind; daher nennt man die Elektrode auch »Hexenbesen«. Mit diesem Hexenbesen werden dann die vorgesehenen Reflexzonen 5 bis 10 Minuten lang behandelt.

Man hält den Hexenbesen in einem Abstand von 2 bis 4 mm von der Haut bis zu den Drahtenden. Es springt dann hier ein kräftiger Funke über, der einen besonders kräftigen Reiz auf die Reflexzone ausübt. Eine besondere Rückführung des Stromes zum Apparat ist nicht notwendig.

Man lernt recht schnell, den Hexenbesen im richtigen Abstand über die Reflexzonen zu führen. Bei seiner Anwendung an den Füßen und den Händen wird er immer in Richtung Körper, zum Zentrum hin, geführt und niemals in entgegengesetzter Richtung.

Solche Apparate sind an und für sich preiswert im Fachhandel erhältlich; da sie heute aber fast unbekannt sind, gibt es bei ihrer Beschaffung manchmal Schwierigkeiten. Aber ihre Verwendung ist nützlich und die Wirkung gut.

Die Behandlung mit Wechselströmen von 10 Hertz

Vielseitige Versuche und Untersuchungen haben gezeigt, daß die Behandlung mit Wechselströmen in einer Frequenz von 10 Hertz auf den menschlichen Körper und seine Organe eine anregende, entspannende und entkrampfende Eigenschaft ausübt. Bei Strömen mit einer Frequenz unter 10 Hertz dagegen wurde beobachtet, daß es zur allgemeinen Leistungsverschlechterung kam, daß sie krampfanregend und entzündungshemmend wirkten. Eine Niederfrequenz von unter 3 Hertz entspricht etwa der Aktivität der Kapillaren (kleinste Blutgefäße). Eine Behandlung mit Wechselströmen bei Frequenzen, die über 10 Hertz liegen – etwa 15 bis 75 Hertz –, wirkt im Körper krampflösend, aber entzündungsfördernd. Diese Frequenzen entsprechen auch der Muskelaktivität.

Die leistungssteigernde und ausgleichende Frequenz von 10 Hertz wird auch Naturschwingung oder Schönwetterfrequenz genannt, da sie dem Menschen das Wohlbefinden einer Schönwetterlage vermittelt. Läßt man die Schwingungen von 10 Hertz auf die Reflexzonen und Reflexfelder einwirken, kommt es fast immer reflektorisch zum Ausgleich gestörter energetischer Verhältnisse in dem mit der Reflexzone korrespondierenden Organ. Eine solche Normalisierung erfolgt oft sehr rasch.

Die Wechselstromschwingung von 10 Hertz ist interessant für die therapeutische Anwendung bei der Reflexzonenbehandlung. Solche elektrotherapeutischen Geräte, die die Nutzung niederfrequenter Ströme erlauben, gibt es im Fachhandel in den verschiedensten Ausführungen, mit fest eingestellter Frequenz oder wählbarer. Sie sind als Netzgeräte und mit Batteriebetrieb erhältlich. Die Übertragung der niederfrequenten Ströme auf den menschlichen Körper zu therapeutischen Zwecken geschieht durch differente Elektroden. In einem besonderen Kabel und mit indifferenten Elektroden wird der Strom zum Apparat zurückgeführt. Eine gezielte Anwendung von Wechselströmen mit 10 Hertz erlaubt eine nahezu schmerzlose Behandlung. Die reflektorische Wirkung zeigt sich manchmal sofort und oft nach wenigen Minuten.

Wenn die Geräte für Wechselströme von 10 Hertz richtig gehandhabt und angewandt werden, ist die Behandlung unschädlich und gut wirksam, und der Behandelte empfindet sie als angenehm. Bei der Anwendung sollte die differente Elektrode auf der Haut einer Reflexzone immer zum Körper hin geführt werden, niemals in Richtung zur Peripherie. Am Rücken wird immer vom Kopf in Richtung Füße gearbeitet, dagegen am Leib von der Schambeinfuge in Richtung Hals, in kreisenden Bewegungen im Uhrzeigersinn.

Die Reflexzonentherapie an der Nase

Sie haben jetzt die Reflexzonentherapie mit ihren Reflexzonen und Reflexfeldern an den Füßen, den Händen und am Kopf eingehend kennengelernt – ausgehend von ihrer Entdeckung durch Dr. Fitzgerald über die Lage der Reflexzonen und ihre Bedeutung bis hin zu ihrer Anwendung anhand von Therapie- und Massagebeispielen. Sie wissen Bescheid über die einzelnen Anwendungstechniken sowie über die Hilfsmittel und Geräte, die Sie bei einer Reflexzonenmassage einsetzen können. Im Indikationsverzeichnis haben Sie erfahren, bei welchen Erkrankungen Sie die Reflexzonentherapie in der Selbstbehandlung anwenden können. Auch ihre Grenzen und damit ihre Möglichkeiten wurden aufgezeigt.

An und für sich könnten wir jetzt das Thema Reflexzonentherapie abschließen und zum Schlußwort kommen. Da es aber am menschlichen Körper noch ein Organ gibt, von dem reflektorische Reize ausgelöst werden können, möchte ich Ihnen dieses Wissen nicht vorenthalten. Es ist dies eine Reflexzonenbehandlung, die noch nicht sehr bekannt ist und überwiegend von Ärzten für Naturheilkunde und Heilpraktikern angewendet wird, und zwar handelt es sich dabei um die nasale Reflexzonentherapie mit ätherischen Ölen (nasal = von der Nase kommend).

Die ersten Hinweise auf diese Behandlungsmethode gehen nach dem bisherigen Wissen auf das Jahr 1884 zurück, in dem der Neurologe J. N. Mackenzie hierüber eine wissenschaftliche Arbeit veröffentlichte. Diese Arbeit betraf noch nicht die Behandlungsmethode, wie sie heute ausgeübt wird, war aber ein Teil des Weges zu ihr. Obwohl diese Therapiemethode bis in unsere Tage fast nur von Ärzten und Heilpraktikern angewendet wird, eignet sie sich unter Beachtung der genauen Anleitung, die ich Ihnen hier geben werde, auch zur Selbstbehandlung. Natürlich müssen Sie dabei mit der nötigen Vorsicht und Sorgfalt vorgehen.

Bei der nasalen Reflexzonentherapie handelt es sich um eine Therapiemethode, die ihre Anwendung an der Nasenschleimhaut und an den Nasenmuscheln findet. Die hierbei ausgelösten Reize werden reflektorisch an die entsprechenden Organe weitergegeben.

Die Entwicklung der nasalen Reflexzonentherapie

Zunächst möchte ich Ihnen einen kurzen Überblick über die Entdeckung und Entwicklung der reflektorischen Beziehungen der Nasenschleimhaut zu den verschiedenen Organen geben.
Schon seit langer Zeit kennt man aus der Volksdarstellung Beziehungen der Nase zu den Geschlechtsorganen und zu sexueller Potenz. Dabei spielen vor allem die Nasengröße, die Form und die Farbe eine Rolle. Der schon erwähnte J. N. Mackenzie gab dann durch seine 1884 erschienene Arbeit den entsprechenden Hinweis, daß die gesamte Nasenschleimhaut während der Menstruation (Regelblutung) stärker durchblutet ist als üblich. Dies bedeutet, daß der Volksglaube nicht völlig aus der Luft gegriffen ist.
Der Berliner Gynäkologe Wilhelm Fliess (1858-1928) wies dann in verschiedenen Arbeiten darauf hin, daß sich bestimmte Stellen der Nasenschleimhaut bei jeder Menstruation verändern mit folgenden Erscheinungen: Die Nasenschleimhäute schwellen an, sie bluten leicht, sie sind auf Sondenberührung schmerzhaft empfindlich, und sie sind (dies ist nur bei Tageslicht erkennbar) etwas bläulich verfärbt. Fliess' 1901 erschienene Arbeit führte den Titel »Über den (ursächlichen) Zusammenhang von Nase und Geschlechtsorganen«, aber schon sehr viel früher hatte er drei interessante Arbeiten zu diesem Thema veröffentlicht. Aufgrund seiner Beobachtungen entwickelte Fliess dann eine nach ihm benannte Therapie, die im Fachwörterbuch als »Anästhesierung (Betäubung) der Nasenmuscheln zur Beseitigung dysmenorrhoeischer (durch schmerzhafte Regelblutung verursachter) und nervöser Magenschmerzen« erklärt wird.
An diesem Punkt möchte ich nochmals auf die bereits bekannte und besprochene Reflexzonentherapie kommen. In der Einführung wurde erwähnt, daß Dr. Fitzgerald Hals-Nasen-Ohren-Facharzt und zwei Jahre an der Wiener Hals-Nasen-Ohren-Klinik tätig war. Nach meiner Vermutung waren ihm die Veröffentlichungen von Dr. Fliess und seine Arbeit an den Nasenschleimhäuten und Nasenmuscheln aus der Literatur bekannt, da diese ja auch in Wien erschienen sind. Es besteht daher die Möglichkeit, daß sich Dr. Fitzgerald mit diesen Beobachtungen und Feststellungen von Fliess intensiv beschäftigte und sie bei seinen eigenen Beobachtungen berücksichtigte, woraus dann die Therapie entstand, wie er sie 1917 in seinem Buch »Zonentherapie« darstellte.
Dies ist zwar nur eine Annahme von mir, aber es ist doch sehr wahr-

scheinlich. Fliess' Arbeit an der Nasenschleimhaut und den Nasenmuscheln und seine Veröffentlichungen darüber griffen doch stark in den Fachbereich der Hals-Nasen-Ohren-Heilkunde ein, und sicher hatte ein jeder Facharzt für diesen Bereich von dieser Behandlungsmethode gehört und gelesen. Überdies liegen zu diesem Thema auch von anderer Seite Abhandlungen aus jenen Jahren vor.

Nun zu Fliess und seinen Feststellungen zurück. Fliess nannte diese besonderen Stellen, die er an den unteren Schleimhäuten und der Nasenmuschel gefunden hatte, »Genitalstellen der Nase im engeren Sinne«. Seine ersten Erfahrungen machte Fliess bei der Behandlung der Dysmenorrhoe (schmerzhaften Regelblutung). Dabei stellte er folgendes fest. Nachdem er die Nasenschleimhaut seiner Patientinnen mit Kokain betäubt hatte, kehrten die Schmerzen nach einer gewissen Zeit wieder, und weitere derartige Behandlungen waren notwendig. Wenn er die Genitalstellen der Nase jedoch mit Trichloressigsäure verätzt hatte, traten die Schmerzen bei weiteren Menstruationen nicht mehr auf, auch wenn sie vorher jahrelang konstant bestanden hatten.

Da ja zur Zeit von Fliess die Reflexzonentherapie mit ihrer Körperlängszoneneinteilung noch nicht bekannt war, ordnete er die von ihm entdeckten und beschriebenen Reflexstellen dem Segmentsystem nach Head zu. Er fand darin auch seine Erklärung für die weiteren Indikationen, bei denen er eine nasale Reflextherapie für angebracht hielt. In diesem Sinne wurde dies auch von der Schulmedizin übernommen.

Wir wollen uns jetzt einmal eine Zusammenstellung von Symptomen (Krankheitszeichen) ansehen, bei denen Fliess empfahl, sie mit der nasalen Reflextherapie zu behandeln. Dazu gehören vor allem die Menstruationsbeschwerden der Frauen mit all ihren Begleiterscheinungen, ferner das Allgemeinbefinden, das sich nach einer nasalen Reflexbehandlung verbessert, Appetitlosigkeit unbekannten Ursprungs, nervöse Arrhythmie des Herzens (unregelmäßige Herzschlagfolge), manche Fälle von Asthma bronchiale (Atemnot), schlechte Verträglichkeit von Alkohol und Nikotin, infektiöser Herpes zoster (Gürtelrose), Kopfschmerz (wenn keine Ursache vorhanden ist), Gedächtnisschwäche (fast alle Nasenkranke klagen darüber), nasaler Schwindel, Migräne, Schlafstörungen (vor allem wenn sie mit Angstträumen verbunden sind), Magenbeschwerden, Hyperazidität (übermäßig hoher Säuregehalt des Magensaftes), Herzklopfen, Herzbeklemmung, neuralgische Beschwerden (Nervenschmerzen) jeglicher Art, Kreuzschmerzen, Schmerzen in der Blinddarmgegend. Fliess gibt auch eine

Einwirkung auf die innere Sekretion (Abgabe von Drüsenwirkstoffen in die Blutbahn) an, außerdem verschwinden der vasomotorische Schnupfen mit Niesanfällen und die Anfälligkeit für Erkältungen.
Aufgrund der hier nur zum Teil wiedergegebenen Indikationsbreite wurde Fliess sehr oft wegen seiner Therapiemethode, der nasalen Reflexbehandlung, angegriffen. Aber noch zu seiner Zeit ist er auch von vielen kompetenten Ärzten bestätigt worden. Später jedoch geriet seine Lehre fast vollkommen in Vergessenheit. Auch sein ehemaliger Schüler A. Koblanck konnte mit seinem Buch »Die Nase als Reflexorgan des autonomen Nervensystems« daran fast nichts ändern. Dennoch darf man sich den Worten von Fliess anschließen: »...denn von der Nase gehen zahlreiche Fernwirkungen aus, deren Behandlung dem Kranken gerade da Hilfe bringt, wo die übrigen Mittel versagen.«
Daß die nasale Reflextherapie wirklich Hilfe bringen kann, versuchte F. Kracmar mit seinen Untersuchungen zu belegen. Bei gesunden Versuchspersonen kann man nach Gross (zitiert von Kracmar) über die Nase reflektorische Veränderungen von Blutdruck, Blutzucker und der Zahl der weißen Blutkörperchen erreichen. Wenn Gerüche auf die Nasenschleimhaut einwirken, kann dies die Reaktionen des vegetativen Nervensystems ändern. Dies wurde von Kracmar festgestellt und beschrieben. Die Untersuchungen wurden nach verschiedenen Methoden durchgeführt und ergaben jeweils die gleichen Ergebnisse.
Was unterscheidet nun die nasale Reflextherapie nach Fliess von der nasalen Reflexzonentherapie, die wir anwenden? Es ist die Art der Behandlung. Während wir eine reine Behandlungsmassage an den Nasenschleimhäuten und an den Nasenmuscheln mit ätherischen Ölen vornehmen, wählten Fliess und seine Schüler eine andere Art der Behandlung. Sie betäubten, verätzten, kauterisierten (Gewebszerstörung durch Ätz- oder Brennmittel) und elektrolysierten (Trennung durch elektrische Gleichspannung) die Nasenschleimhaut an ganz bestimmten Reflexpunkten. Diese Behandlungen mit Ätzmitteln und Strom waren endgültig, verstümmelnd und narbenbildend. Es gibt Fälle, wo es notwendig ist, diese Eingriffe vorzunehmen, aber sie sind sehr selten. Außerdem liegen derartige Behandlungsmaßnahmen ausschließlich in der Hand des Arztes.
Für die Selbstbehandlung geeignet ist eine gefühlvolle, zart durchgeführte Massage der Nasenschleimhaut mit ätherischen Ölen. Mit dieser Methode können Sie an der Nasenschleimhaut und den Nasenmuscheln Reize setzen, die dann die erwünschte Fernwirkung im korrespondierenden Organ auslösen.

Die ätherischen Öle

Ätherisches Öl ist ein pflanzlicher Inhaltsstoff, der in Wasser nicht oder nur in geringen Mengen löslich ist. Der Gehalt an ätherischem Öl ist bei den einzelnen Pflanzen sehr unterschiedlich, er kann zwischen 0,1 und 10 Prozent liegen. Nur etwa 2000 der mehr als 250 000 bekannten Blütenpflanzenarten führen ätherisches Öl. Alle Pflanzen, die ätherisches Öl enthalten, haben eins gemeinsam: Sie wirken entzündungshemmend, meist krampflösend und harntreibend.

Ätherische Öle sind meist farblose oder nur schwach gefärbte Flüssigkeiten, die in Alkohollösungen leicht flüchtig werden. Ihr Geruch ist meist angenehm und würzig. Überwiegend werden sie durch Destillation gewonnen; eine weitere Art der Gewinnung ist das Ausziehen durch Alkohol, was die reinsten Öle liefert. Der Fachmann bezeichnet diese Methode mit dem französischen Wort Enfleurage.

Das Charakteristische an den ätherischen Ölen ist, daß sie Allgemeinwirkung zeigen, so zum Beispiel keimtötende und desinfizierende Wirkungen sowie sehr oft lokal hautreizende, ganz besonders an den Schleimhäuten. Sie regen die Drüsensekretion an und lösen zähen Schleim in den Bronchien. Ausgeschieden werden sie nur selten über die Haut, sondern überwiegend über die Lunge und durch die Nieren. Daher wirken sie auch auf die Harnorgane bakterientötend, durchblutungsfördernd und funktionssteigernd. Allerdings darf man die ätherischen Öle nur in geringen Mengen verwenden; größere Dosen können zu ernsten, lebensbedrohlichen, ja oft tödlichen Vergiftungen führen. Eine sinnvolle Anwendung von ätherischen Ölen – pur oder in Mischungen – in der Heilkunde gab es schon zu allen Zeiten. Man verwendete sie als Heilmittel bei Krankheiten und Verletzungen.

Die folgenden Öle können wir bei der nasalen Reflexzonentherapie anwenden, und zwar sowohl pur als auch in Ölmischungen.

Ackerminzenöl (Oleum menthae arvensis)
Ackerminzenöl wirkt anregend auf den Magen, ist schmerzstillend und krampflösend. Außerdem wirkt es bei Leber- und Gallenleiden und besitzt eine vorzügliche keimtötende Eigenschaft.

Anisöl (Oleum anisi)
Anisöl hat eine keimwachstumshemmende Wirkung. Es wirkt auf die vordere Hypophyse (Hirnanhangdrüse) und hat auch eine schleimlösende Eigenschaft.

Arnikaöl (Oleum arnicae)
Arnikaöl hat eine keimwachstumshemmende Wirkung, wird ange-

wandt zur Vermeidung von Hautnekrosen (Absterben der Haut) und Substanzverlust. Wirkt ferner vernarbend, ableitend und hat auch einen günstigen Einfluß auf die Gefäßnerven.

Eukalyptusöl (Oleum eucalypti)
Eukalyptusöl ist ein Darmantiseptikum (keimtötendes Mittel) bei Typhus und Tuberkulose. Es findet Anwendung bei Diabetes (Zuckerkrankheit) und wirkt gegen Schimmelpilze und Insekten. Außerdem wirkt es schleimlösend und allgemein keimwachstumshemmend sowie bakterientötend.

Essigsäureester
Essigsäureester wirkt bakterientötend und löst zähflüssigen Schleim in den Bronchien.

Kamillenöl (Oleum chamomillae)
Kamillenöl wirkt verdauungsfördernd und blähungstreibend. Es hat auch eine betäubende Wirkung, wirkt entzündungswidrig, schmerzstillend und nervenberuhigend.

Kampferöl (Oleum camphorae)
Kampferöl ist ein Hauptgefäßmittel mit guter Wirkung bei Lungenentzündung und Grippe. Es hilft dem Körper die Entzündungsflüssigkeit bei feuchter Rippenfellentzündung abzustoßen, erweitert die Lungengefäße und erhöht den Blutzuckerspiegel. Oleum camphorae hat auch eine vorzügliche keimwachstumshemmende Wirkung.

Melissenöl (Oleum melissae)
Melissenöl hat eine keimwachstumshemmende Wirkung, es verlangsamt die Atemfrequenz und die Pulszahl, senkt den Blutdruck und wirkt beruhigend. Durch Melissenöl wird die Ausscheidung der Hypophyse (Hirnanhangdrüse) verlangsamt, und es hat auch eine entkrampfende Eigenschaft.

Rosmarinöl (Oleum rosmarini)
Rosmarinöl ist durchblutungsfördernd, hat eine entkrampfende Wirkung und ist keimtötend.

Salbeiöl (Oleum salviae)
Salbeiöl wirkt gegen Eiterungen, hat eine gute keimtötende Wirkung, steigert den Blutdruck und den Tonus (die Spannung) der Gefäße. Außerdem regt es die Atmung an.

Zitweröl (Oleum cinae)
Zitweröl besitzt eine keimwachstumshemmende Wirkung; seine Dämpfe wirken stark bakterientötend. Ferner hat Zitweröl eine abtötende Wirkung auf Pilze und wirkt ebenfalls schleimlösend.

Es gibt sicherlich noch sehr viele ätherische Öle, die für die nasale Reflexzonentherapie geeignet sind, aber die genannten genügen für die Selbstanwendung vollkommen.

Bei der Anwendung ätherischer Öle in der Reflexzonentherapie an den Nasenschleimhäuten und den Nasenmuscheln kommt es auf die Wirkung der Reize an, die auf die Nerven, Drüsen und das ganze vegetative Nervensystem gesetzt werden. Diese Reize können fördernd oder hemmend sein; daher sollten Sie doch die Eigenschaften der einzelnen Öle bei der Auswahl in Betracht ziehen. Kaufen Sie die Öle nur in der Apotheke, denn dort haben Sie die Gewähr, daß Sie reines Öl von gleichbleibender Qualität erhalten. Selbstverständlich stellt der Apotheker auch die jeweils gewünschte Mischung her. Auch Salben sollten Sie nur über die Apotheke beziehen. Verzichten Sie auf die Herstellung eigener Mixturen, da Sie dabei keine Garantie für Reinheit und Qualität haben.

Aufbau und Funktion der Nase

Bevor wir uns mit der Behandlungstechnik der nasalen Reflexzonentherapie befassen, müssen wir uns die Nase näher ansehen und Bescheid wissen über ihren Aufbau und ihre Funktion.
Die Nase ist ein hervorragender Teil des Gesichtsschädels, der Anfangsteil der Luft- und Atemwege, und sie enthält das Geruchsorgan.

Der Aufbau der Nase
Man unterscheidet die äußere und die innere Nase. Die äußere Nase besteht aus der knöchernen Nase (dem Nasenbein und den Nasenfortsätzen des Oberkiefers) und der sich daran anschließenden knorpligen Nase. Über den Nasenrücken spannt sich die Nasenhaut, die vorn die Nasenflügel bildet. Durch die Nasenlöcher geht es in den Nasenvorraum, der von der knorpligen Nasenscheidewand (Septum) zweigeteilt ist, ebenso wie die sich anschließende Hauptnasenhöhle durch die knöcherne Nasenscheidewand.
Die innere Nase gliedert sich folgendermaßen: An den Seitenwänden der Nasenhöhle befinden sich beiderseits drei Nasenmuscheln, und zwar die untere, mittlere und obere. Dazwischen befinden sich die Nasengänge, ebenfalls ein unterer, ein mittlerer und ein oberer. In den unteren Nasengang mündet der Tränennasenkanal. Im mittleren Nasengang finden wir die Zugänge zur Kiefer-, Stirn- und mittleren Siebbeinhöhle. An einer Stelle des oberen Nasengangs mündet auch das Keilbein in die Nase.
Die Nasenschleimhaut kleidet die ganze Nase aus (außer dem Nasenvorraum, der von einer äußeren Haut mit Haaren und Talgdrüsen ausgekleidet ist). Sie ist derb und gefäßreich mit zahlreichen Schleimdrüsen und flimmerndem Zylinderepithel (Deckgewebe).

Die Aufgabe der Nase

– Riechfunktion: Der Eingang der Atemwege enthält in seinen obersten Abschnitten die Riechschleimhaut. Die Riechzellen gestatten eine gewisse chemische Untersuchung der Atemluft. Wenn sie durch den guten Geruch von Speisen erregt werden, sondert der Magen Verdauungssäfte ab. Dies ist, nebenbei bemerkt, auch ein reflektorischer Vorgang.

– Anfeuchtung der Atemluft: Die Absonderung der Becherzellen und der Nasendrüsen sowie die Nasenflüssigkeit, die durch die Mündung des Tränennasenganges in den unteren Nasengang tritt, führen zu einer Sättigung der durchstreichenden Atemluft mit Wasserdampf. Dadurch wirkt sie im Kehlkopf, in den unteren Luftwegen und im Atemkammerraum nicht mehr reizend (dies ist ein wesentlicher Vorteil der Nasenatmung!).

– Säuberung der Atemluft: Am Schleimüberzug bleiben Staub, Kohle und andere Teilchen hängen. Durch die Bewegungen der Flimmerhaare werden diese Schadstoffe auf die Nasenlöcher zu oder zum Rachen befördert.

– Resonanzorgan: Die luftgefüllten Nebenhöhlen im Oberkiefer, im Stirnbein, im Keilbein und in den Siebbeinlabyrinthen spielen die Rolle von Resonatoren und beeinflussen dadurch die Klangfarbe der Stimme.

Damit Sie den Aufbau der Nase genau kennenlernen, schauen Sie sich bitte die Abbildungen 123 und 124 an, worauf der Kopf im Schnitt von der Seite und von vorn gezeigt wird, sowie speziell die Abbildungen 125 und 126 mit den Gängen der Nase.

Die Reflexzonen der Nase

Aus den Arbeiten von Fliess und Koblanck geht hervor, daß sie nur an der Nasenscheidewand und an den Nasenmuscheln arbeiteten, und dies überwiegend im unteren Bereich. Über ihre Behandlungsmethode haben wir schon gesprochen. Da die nasale Reflexzonentherapie einem größeren Kreis zugänglich werden soll, muß man von anderen Überlegungen und Beobachtungen ausgehen, da man in der Selbstbehandlung ja nicht mit dem Messer und Ätzmitteln arbeitet, sondern Reize mit ätherischen Ölen setzt.

Den Weg hierzu zeigt uns A. Leprince mit seinen anatomisch-physiologischen Hinweisen auf eine zonale Abhängigkeit. Er beschrieb bestimmte Reflexzonen in der Nase und ihre auffallende Fernwirkung auf chronische Leiden und Krankheiten. Im deutschsprachigen Raum ist es E. Stiefvater zu verdanken, daß er auf die Lehre von Leprince hingewiesen hat und seine Therapie weiterentwickelte und förderte.

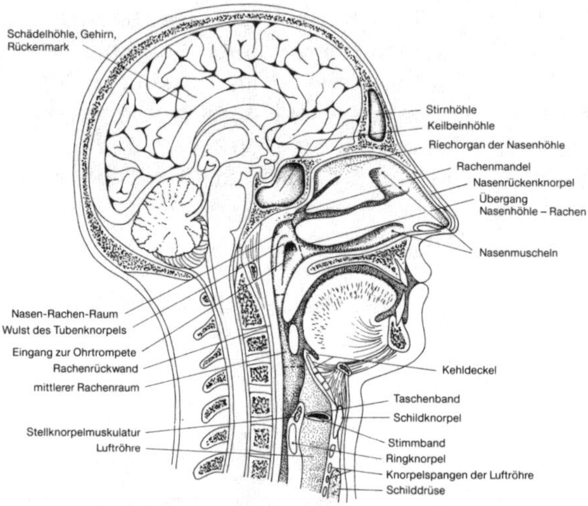

Abbildung 123: Querschnitt durch den Kopf

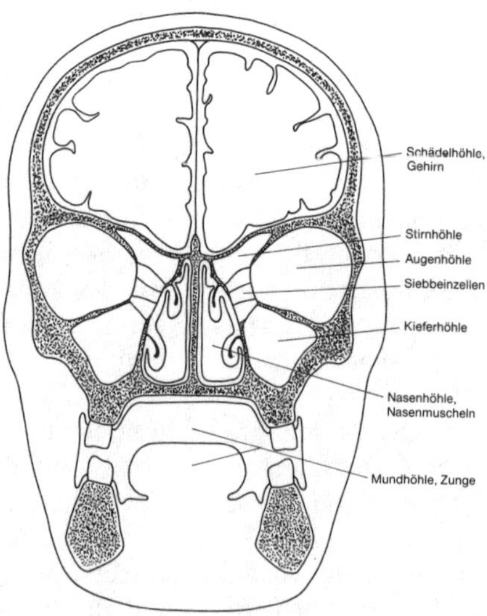

Abbildung 124: Längsschnitt durch den Kopf

Im Jahre 1929 berichtete dann der Spanier Asuero über die nasale Reflextherapie. Er stellte in der Nase, im Bereich der unteren und mittleren Nasenmuschel, vier Zonen fest, die von großem therapeutischem Interesse sind. Diese vier Zonen stehen mit den großen vegetativen Nervenzentren in reflektorischer Verbindung, und aus diesen Verbindungen ergibt sich eine große Indikationsbreite.
Nach Leprince-Asuero-Stiefvater haben die Reflexzonen folgende Beziehungen (hierzu siehe auch die Abbildung 125):

Zone 1: Beckenzone
Am Kopf der unteren Nasenmuschel finden Sie die Beckenzone: Sie steht in Verbindung mit dem Ganglion mesentericum inferius (ein Nervenknoten), von dem folgende Organe abhängig sind:
- Gebärmutter
- Harnleiter
- Eierstöcke
- Hoden
- Blase und Analgegend und ihre Schließmuskeln

Eine Behandlung der Zone 1 ist bei folgenden Krankheiten und Beschwerden angezeigt:
- alle Blasenstörungen
- unfreiwilliger Abgang von Urin
- Hämorrhoiden
- Analekzem
- alle Menstruationsbeschwerden (Regelbeschwerden)
- Gefäßprobleme in den Wechseljahren
- alle Beschwerden des Harn- und Geschlechtssystems überhaupt
- Unfruchtbarkeit und Impotenz

Zone 2: Leibzone (Solarplexuszone)
Diese Zone ist am mittleren Teil der unteren Muschel zu finden. Ihr Name sagt ja schon, daß sie mit dem Solarplexus (Sonnengeflecht) in Verbindung steht. Daher nimmt sie Einfluß auf folgende Organe:
- Magen
- Darm
- Leber
- Galle
- Bauchspeicheldrüse

Eine Behandlung der Zone 2 ist bei folgenden Krankheiten und Beschwerden angezeigt:
- alle Erkrankungen des Magen-Darm-Traktes (Entzündungen, Geschwürbildung, funktionelle Störungen in diesem Bereich)
- Verstopfung und Neigung zu Durchfällen
- alle Erkrankungen im Bereich der Leber, Galle und Bauchspeicheldrüse

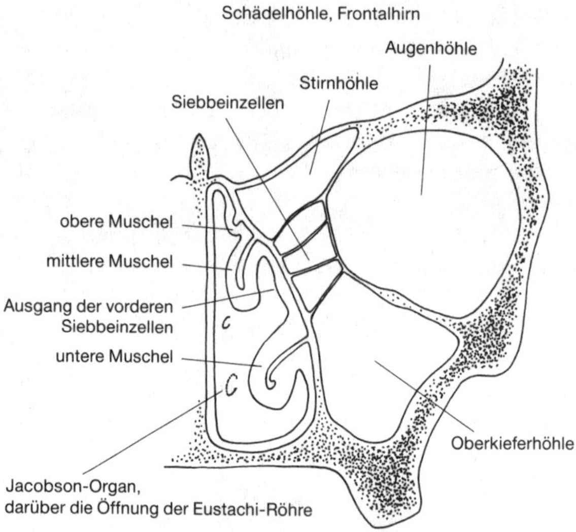

Abbildung 125: Die Muscheln der Nasenhöhle (Längsschnitt)

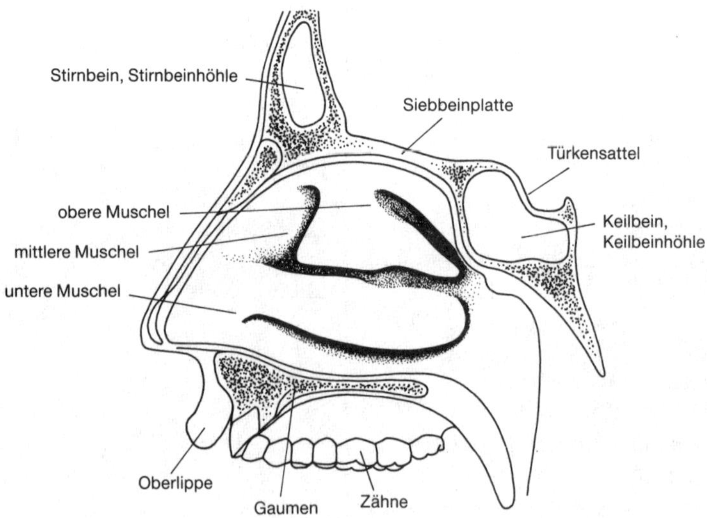

Abbildung 126: Die Muscheln der Nasenhöhle (Querschnitt)

Zone 3: Kopfzone

Diese Zone finden Sie am hinteren Ende der unteren Muschel. Es besteht eine Beziehung von dieser Zone zum Ganglion cervicale superius (oberer sympathischer Halsnervenknoten) und zu den folgenden davon abhängigen Organen:

- Augen
- Ohren
- Gehirn

Eine Behandlung der Zone 3 ist bei folgenden Krankheiten und Beschwerden angezeigt:

- fast alle Augenkrankheiten, vor allem das beginnende Glaukom (grüner Star)
- Erkrankungen des äußeren und inneren Ohres mit Schwerhörigkeit, Ohrensausen, Ohrengeräuschen (sofern sie nicht durch Gewebsverhärtung entstanden sind)
- Schwindel
- Angstgefühl
- Kopfschmerzen aller Art (sofern sie nicht organbedingt sind, wie beispielsweise Stirnkopfschmerz bei Magenerkrankungen, Scheitelkopfschmerz bei Nierenerkrankung usw.)
- Migräne

Zone 4: Atemwegszone

Diese Zone finden Sie am Kopf der mittleren Muschel. Sie steht in Verbindung zum Plexus pulmonalis (Nervengeflecht der Lunge) des vegetativen Systems und zu den folgenden davon abhängigen Organen:

- Bronchien
- Lungen
- Zwerchfell

Eine Behandlung der Zone 4 ist bei folgenden Krankheiten und Beschwerden angezeigt:

- alle Erkrankungen der Atemwegsorgane, insbesondere chronische Bronchitis, spastische Bronchitis, Asthma bronchiale (Atemnot) sowie Lungenemphysem (Lungenblähung)
- Neigung zur Infektanfälligkeit in diesen Organen

Auffällig an dieser Betrachtung ist, daß die meisten Reflexzonen in den Bereich der unteren Muschel fallen und daher leichter und gefahrloser zur Selbstbehandlung mit ätherischen Ölen zugänglich sind. Gerade die risikolose Behandlung ist ja eine Forderung, die die Medizin an jede Therapiemethode stellt, und die nasale Reflexzonentherapie wird dieser Forderung in den Grenzen ihrer Indikationen gerecht.

Die Technik der nasalen Reflexzonentherapie

Jede Behandlungsmethode hat ihre eigene Technik, und so auch die nasale Reflexzonentherapie mit ätherischen Ölen. Die Behandlung ist nicht schwierig durchzuführen.

Geräte, Hilfsmittel und Öle

Als Gerät benötigen Sie lediglich einen Watteträger, den Sie mit Feingefühl und stets sicherer, leichter Hand führen müssen. Außerdem sollten Sie genügend Zellstofftaschentücher und ein Gefäß zum Hineinspucken bereitstellen. Als Watteträger sollten Sie nur die handelsüblichen Wattestäbchen verwenden, denn damit haben Sie die Garantie, daß sich die Watte während der Behandlung nicht löst und in der Nase steckenbleibt.

Für die Behandlung ziehe ich das in jeder Apotheke erhältliche Nasenreflexöl der Firma H. Rödler vor, das aus einer ausgewogenen Mischung von ätherischen Ölen besteht. Ferner habe ich gute Erfahrungen gemacht mit den Luffa-Nasentropfen von DHU sowie mit den Endrine-Nasentropfen von Asche. Zur Nachbehandlung empfehle ich die Nasenreflexsalbe von Rödler, Endrine-Nasengel von Asche sowie Siozwo-Nasensalbe von Febena. Selbstverständlich können Sie sich auch eine Mischung von ätherischen Ölen und Vaseline in der Apotheke herstellen lassen, wenn Sie die besonderen Eigenschaften bestimmter ätherischer Öle gezielt nutzen wollen.

Für Patienten mit empfindlicher Haut ist es angebracht, vor der Behandlung die Oberlippen, die Nasenbasis und die Nasenlöcher mit Vaseline leicht einzufetten.

Die Behandlung

Sie träufeln auf das Wattestäbchen einige Tropfen des Massageöls oder tauchen das Stäbchen in das Fläschchen. Den getränkten Watteträger halten Sie zwischen Daumen und Zeigefinger und führen ihn in ein Nasenloch ein (Sie können probieren, welches Nasenloch am durchgängigsten ist, und mit diesem fangen Sie die Behandlung an).

Halten Sie das Wattestäbchen so zwischen den Fingern, daß es leicht zu führen und leicht zu drehen ist. Beim geringsten Widerstand, den Sie verspüren, muß es leicht durch die Finger gleiten, damit Sie sich nicht verletzen. Wie gesagt – Sie müssen hier mit Fein- und Fingerspitzengefühl arbeiten. Bei dem nachstehend beschriebenen Vortasten mit dem Wattestäbchen muß jeder den einfachsten und besten Weg selbst entdecken.

Im folgenden spreche ich von »Nasengängen«; damit sind aber nicht die Nasengänge unter den Nasenmuscheln gemeint (die ja auch für das Wattestäbchen nicht zugänglich sind außer mit Gewalt). Als Nasengang bezeichnen wir hier den der nasalen Reflexzonenmassage zugänglichen Raum zwischen der Nasenscheidewand und den Nasenmuscheln. Durch die Vorwölbung der Nasenmuscheln ergeben sich drei Wege, eben diese Gänge.

Fahren Sie nun mit dem Wattestäbchen in den oberen Nasengang hinein und in diesem entlang, bis Sie am Ende einen Widerstand spüren. Diesen ersten, oberen Nasengang finden Sie, indem Sie das getränkte Wattestäbchen in etwa gleichlaufend zum Nasenrücken in der Nasenhöhle nach oben-hinten führen. Wenn Sie das obere Ende des Nasengangs erreicht haben, schieben Sie das Wattestäbchen leicht hin und her und können dabei drehende Bewegungen ausführen. Durch diese Maßnahme führen Sie eine intensive und doch zarte Massage im oberen Nasengang durch. Diese Massage sollte 2 bis 3 bis höchstens 5 Minuten lang durchgeführt werden.

Um die mittlere oder zweite Nasenmuschel massieren zu können, suchen Sie wieder vom Naseneingang her den Weg. Sie finden den mittleren Nasengang, indem Sie das Wattestäbchen in Richtung des ersten Halswirbels beziehungsweise des Hinterhauptlochs führen, bis Sie am Ende des mittleren Nasenganges einen Widerstand fühlen. Nun schieben Sie das Stäbchen wieder leicht hin und her und machen Drehbewegungen. Auch hier sollte die Reflexzonenmassage 2 bis 5 Minuten lang dauern.

Um den unteren Nasengang zu behandeln, führen Sie das Wattestäbchen wieder vom Naseneingang her, nun aber in Richtung auf den siebten Halswirbel zu. Dazu heben Sie das Ende des Wattestäbchens etwas an; auf halbem Weg werden Sie einen kleinen Widerstand spüren, den Sie aber umgehen können, indem Sie das Stäbchen weiter anheben und etwas seitlich drehen. Es entsteht hierbei das Gefühl, als wenn es um eine Ecke ginge. Ein festes Ende verspüren Sie im dritten Nasengang nicht, denn er öffnet sich nach hinten-innen zum Rachen. Gerade die Massage des dritten Nasengangs ist von großer Wichtigkeit; daher sollten Sie dafür auch etwas mehr Zeit aufwenden als für die anderen.

Nach Abschluß der Behandlung auf der einen Nasenseite führen Sie dieselbe auf die gleiche Weise auf der anderen Seite durch.

Es kann passieren, daß bei der Behandlung etwas Öl den Rachen hinunterläuft in die Speiseröhre. Dies ist ganz ungefährlich, da man ja das Öl auch innerlich anwenden kann. Aus diesem Grund sollten Sie die Behandlung daher nicht unterbrechen, denn sie ist dann nur schwer wieder in Gang zu setzen.

Die Beschreibung der nasalen Reflexzonentherapie liest sich schlimmer und komplizierter, als die Massage in Wirklichkeit ist. Schon nach der ersten zaghaft durchgeführten Behandlung bekommen Sie die nötige Sicherheit. Aber ein vorsichtiges, gefühlvolles Vorgehen ist immer angebracht.

Jede Behandlung sollte aus drei Durchgängen bestehen, und anschließend sollten Sie sich an der frischen Luft bewegen und dabei durch die Nase ein- und ausatmen, um damit die Wirkung der Anwendung zu verstärken.

Einen nach der Behandlung auftretenden Niesreiz sollten Sie nicht unterdrücken, da dies eine erwünschte Reaktion ist. Der Aufenthalt in geschlossenen Räumen ist nach der Behandlung nicht ratsam, genausowenig wie das Rauchen.

Wenn Sie nach der Anwendung einen Spaziergang von einer halben Stunde gemacht haben und die Schleimhäute noch gereizt sein sollten, werden sie nochmals behandelt, und zwar mit einer Nasensalbe, die ebenfalls ätherische Öle enthält. Dies werden Sie dann als angenehm empfinden, und die Schleimhäute trocknen nicht aus.

Nach der Behandlung werden Sie eine mehr oder weniger starke Reaktion verspüren. Es kann zum Beispiel ein artifizieller (künstlich erzeugter) Nasenkatarrh auftreten, der aufgrund des Behandlungsreizes das Nasennebenhöhlensystem reinigt. (Mehr über die Reaktionen erfahren Sie auf Seite 153 f.)

Es stellt sich nun noch die Frage, wie lange und wie oft die Behandlungen durchgeführt werden sollten. Dies ist vor allem vom Alter des Leidens abhängig. Am Anfang sollten Sie tägliche Anwendungen durchführen; dies ist besonders wichtig für die ersten vier, fünf Behandlungen. Die Behandlungsdauer kann sich manchmal über vier bis fünf Wochen erstrecken, vielleicht auch noch länger. In dieser Zeitspanne können Sie die Anwendungshäufigkeit auf 2- bis 3mal wöchentlich reduzieren. Abgeschlossen ist die Behandlung erst, wenn alle Symptome beseitigt sind. Wenn akute Krankheitszeichen hinzukommen, sollten Sie dann wieder auf eine tägliche Behandlung übergehen. Niemals sollte eine nasale Reflexzonentherapie vorzeitig abgebrochen werden, das heißt vor dem Abklingen aller Nah- und Fernsymptome.

Indikationen

Hier möchte ich nochmals in alphabetischer Reihenfolge die Symptome und Erkrankungen aufführen, die Sie mit Hilfe der nasalen Reflexzonentherapie behandeln können.

Allgemeinbefinden, schlechtes

Amenorrhoe (Ausbleiben der Regelblutung)

Analekzem

Angstgefühl
Appetitlosigkeit
Asthma bronchiale (Atemnot)
Atmungsorganerkrankungen
Bauchspeicheldrüsenerkrankungen
Blasenstörungen
Bronchitis
Darmbeschwerden
Durchfall
Dysmenorrhoe (schmerzhafte Regelblutung)
Emphysem (Lungenblähung)
Gedächtnisschwäche
Gefäßkrisen, klimakterische
Glaukom (grüner Star)
Hämorrhoiden
Herpes zoster, infektiöser (Gürtelrose)
Herzdruck
Herzklopfen
Husten
Hyperazidität (übermäßig hoher Säuregehalt des Magensaftes)
Impotenz
Incontinentia urinae (unfreiwilliger Harnabgang)
Infektanfälligkeit
Interkostalschmerzen (Nervenschmerzen zwischen den Rippen)
Klimakterische Beschwerden (Beschwerden in den Wechseljahren)
Kopfschmerzen
Kreuzschmerzen
Leberbeschwerden
Lungenemphysem (Lungenblähung)
Magen-Darm-Beschwerden
Magengeschwür
Menorrhagie (ungewöhnlich starke und lang dauernde Regelblutung)
Metrorrhagie (nicht menstruelle Blutung aus der Gebärmutter)
Migräne
Neuralgische Beschwerden (Nervenbeschwerden)
Ohrenerkrankungen
Ohrengeräusch
Ohrensausen
Regelstörungen
Schlafstörungen
Schmerz in der Blinddarmgegend
Schwindel
Unfruchtbarkeit
Unverträglichkeit von Alkohol und Nikotin
Verstopfung

Reaktionen auf die nasale Reflexzonenmassage

Bei der Beschreibung der Therapie habe ich schon einige Reaktionen auf diese Behandlung erwähnt; hier sollen sie nun ausführlicher besprochen werden.

Niesen

Eine der wichtigsten Reaktionen ist das Niesen. Dieser Niesreflex kann noch während der Behandlung auftreten oder bald danach und sollte auf keinen Fall unterdrückt werden, denn das hierbei ausgeschiedene Sekret soll ja den Körper verlassen

und darf nicht zurückgehalten werden. Wenn jemand geniest hat, sagt man »Gesundheit«; dies kommt bestimmt aus dem Volksglauben, daß sich der Nieser von etwas befreit hat, was gesundheitsschädlich oder körperfeindlich ist.
Es gibt einige wenige Menschen, die zum Niesen nicht fähig sind. Aber auch sie sollten die nasale Reflexzonentherapie weiterführen, denn es kommt auch bei ihnen zur Ausscheidung des Sekrets und damit zur erwünschten Reinigung der Nasennebenhöhlen. Außerdem können auch sie durch die reflektorischen Beziehungen verschiedene Organe beeinflussen.

Tränen
Als ein weiterer therapeutischer Reflex kann der Tränenfluß beobachtet werden. Es handelt sich hier um reflektorisch ausgelöste Tränen. Sie spülen den Tränenapparat und die Schleimhäute der Augen, ferner läuft ein Teil über die Nase ab und befeuchtet dort die Nasenschleimhäute. Man kann sagen, es findet eine wohltuende Augenwäsche statt und eine angenehme Befeuchtung der Nasenschleimhäute. Daher ist auch der Tränenreflex eine natürliche und erwünschte Reaktion.

Husten
Der Hustenreflex ist eine Erscheinung, die oft während der Behandlung auftritt und hierbei sehr störend wirken kann. In der Nasenschleimhaut befinden sich verschiedene Reflexzonen, von denen dieser Husten ausgelöst werden kann. Mit den Hustenstößen wird meistens ein zäher, grauer, süßlicher Schleim ausgeworfen. Dieser in den meisten Fällen festsitzende Schleim ist oft der Auslöser chronischer Bronchialerkrankungen; es ist daher sehr wichtig, daß Sie sich von diesem Schleim befreien.

Schmerzen
Wie fast bei allen Heilmethoden der Naturheilkunde kommt es nach der Erstanwendung einer nasalen Reflexzonenmassage zu überschießenden Reaktionen, die sich verschieden äußern können. Es können Schmerzen auftreten, und diese Schmerzen weisen meistens darauf hin, daß es sich bei der zu behandelnden Krankheit um eine chronische, schon lange vorliegende Erkrankung handelt. Es können Ohrenschmerzen, Zahnschmerzen usw. auftreten, ebenso auch Fernschmerzen in Organen oder Körperteilen, die fernab von den Nasenschleimhäuten liegen. Bei einer solchen Erscheinung dürfen Sie sich aber nicht von Ihren therapeutischen Bemühungen abhalten lassen, sondern müssen die Behandlung fortführen.
Aus der Stärke und der Dauer des Schmerzes können neuralgische und sonstige Schmerzen unterschieden werden. Wenn während

der Behandlung plötzlich ein starker, heftiger Schmerz auftritt, muß immer an einen aktiven Streuherd gedacht werden.

Allgemeinreaktion
Es kann noch zu einer weiteren reaktiven Erscheinungsform kommen, die nicht ein Organ oder Körperteil befällt, sondern den ganzen Körper. Dies kann man als Allgemeinreaktion bezeichnen. Sie äußert sich in Abgeschlagenheit, Zerschlagenheitsschmerz, Gliederschmerzen, eingenommener Kopf, Fiebergefühl und leichtes Frösteln. Es ist ein allgemeines Krankheitsgefühl, als wenn eine Grippe im Anzug wäre. Diese Allgemeinreaktion wird durch die Behandlung ausgelöst. Es handelt sich dabei um eine Reaktion von früher nicht ganz ausgeheilten Erkrankungen, und zwar überwiegend von grippalen und katarrhalischen Infekten. Diese aktivierten Krankheitsreste sollten nun auf ganz natürliche Weise geheilt werden. Hierdurch können Sie sich von manchen Leiden, meistens allergischer Natur, befreien.

Nasenbluten
Es kann passieren – allerdings nur in sehr seltenen Fällen –, daß während der nasalen Reflexzonenmassage ein Nasenbluten auftritt. Dies kann entstehen, wenn eine entartete Vene in der Nasenschleimhaut verletzt wird. Ist diese Blutung stark, müssen Sie die Behandlung unterbrechen und Maßnahmen ergreifen, damit sie zum Stehen kommt. In einem solchen Fall ist es ratsam, mit der Behandlung eine Zeitlang auszusetzen, um der Varize (Krampfader) und der Nasenschleimhaut Gelegenheit zu geben, sich zu regenerieren. Zu einem späteren Zeitpunkt kann man dann mit einer vorsichtigen Massage wieder beginnen.
Sollte sich auf dem Wattestäbchen etwas hellroter Schleim befinden, brauchen Sie sich nicht zu ängstigen, denn solche kleinen Schleimhautblutungen kommen vor und beeinträchtigen die Behandlung nicht.
Aus dem, was Sie hier über die nasale Reflexzonentherapie erfahren haben, können Sie ersehen, daß diese Behandlungsmethode eine gute Hilfe sein kann bei Ihren therapeutischen Bemühungen. Wenn es erforderlich ist, sollten Sie sie immer in Ihr Behandlungsprogramm miteinbeziehen.
Wenn Sie nach der beschriebenen Anleitung schonend, gefühlvoll und mit sicherer Hand vorgehen, können Sie auch mit der nasalen Reflexzonenmassage die erwünschten Ziele erreichen, denn gerade diese Behandlungsart kann oft bei chronischen Krankheitszuständen, wo andere Mittel versagt haben, Hilfe und Heilung bringen.

Schlußwort

Mit der Beschreibung der nasalen Reflexzonentherapie kann der große Themenkreis der allgemeinen Reflexzonentherapie geschlossen werden. Mit dieser Arbeit habe ich versucht, Ihnen das bis heute vorhandene Wissen über die Fußreflexzonen, die Reflexzonen an der Hand und die Reflexpunkte am Kopf zu vemmitteln. In die nasale Reflexzonentherapie habe ich Sie ebenfalls eingeführt und auch hier die Anwendungsmöglichkeiten dargelegt.

Bei den für die allgemeine Reflexzonentherapie geeigneten Indikationen werden Sie bei einer korrekt durchgeführten Behandlung auch die erwünschten Erfolge verzeichnen können. Denn gerade bei der Fußreflexzonenmassage, die auf eine über 80 Jahre alte Erfahrung und praktische Anwendung verfügt, haben sich einmal erzielte Heilerfolge immer wieder bestätigt, sei es in den USA oder in Europa.

Es ist bei der Reflexzonenmassage genauso wie bei einer jeden Sache, sie fällt und steht mit ihren Erfolgen. Und in unserer heutigen Zeit, wo immer mehr Menschen versuchen, wieder etwas naturbewußter und natürlicher zu leben und daher auch zunehmend auf natürliche Heilmittel und Heilmethoden zur Behandlung ihrer Beschwerden zurückgreifen, erfreut sich die Reflexzonenmassage eines großen Zuspruchs. Dies ist kein Wunder, denn sie ist ja eine arzneilose, unschädlich anzuwendende Behandlungsform. Überdies kann jeder die Behandlung fast ohne Hilfsmittel an sich selbst praktizieren und sich damit von ihrer Wirkung überzeugen.

Leider war die Reflexzonentherapie in den vergangenen Jahren bei uns fast nur ein Behandlungsprivileg von Ärzten für Naturheilkunde, Heilpraktikern und zum größten Teil ein Arbeitsgebiet für Masseurinnen und Masseure. In der letzten Zeit hat sich diese Situation jedoch etwas verschoben, und der Publikumskreis – oder sagen wir besser Patientenkreis – der die Reflexzonentherapie in Selbstanwendung durchführt, hat sich erweitert.

Beispiele aus der Praxis

Zum Schluß möchte ich Sie noch über Therapieerfolge informieren, die mit der Reflexzonenmassage erzielt wurden. Es sind nicht nur Erfahrungen aus meiner Praxis, sondern auch Beispiele aus so berufenem Munde wie Dr. med. Niels Krack, Dr. med. Ernst Sedlacek, Dr. Stiefvater, von der Masseurin Hanne Marquardt, dem Heilpraktiker Kuppinger sowie von Kevin und Barbara Kunz aus den USA.

Schmerzen im Ellenbogen
Wie ja schon kurz erwähnt wurde, sind die Behandlungserfolge, die mit der Reflexzonentherapie bei Schmerzzuständen an den Gelenken, Muskeln sowie allgemein des Bewegungs- und Stützapparates erzielt werden, sehr eindrucksvoll. Eine 50jährige Patientin hatte starke Schmerzen im rechten Ellenbogen. Die Röntgenaufnahme zeigte eine Kalkablagerung. Bereits nach fünf Reflexzonenbehandlungen waren die Schmerzen stark abgeklungen.

Hexenschuß
Mit zwei Behandlungen konnte ein 40jähriger Mann von seinen Schmerzen befreit werden, die ihm ein Hexenschuß mit abstrahlenden Schmerzen ins Bein bereitete.

Gehschwierigkeiten
Durch eine Kriegsverletzung bestanden bei einem über 60jährigen Patienten Schmerzen in der Kreuz- und Lendengegend, die in die Beine abstrahlten. Er konnte nur noch etwa 100 Meter gehen, bis die Beschwerden sehr heftig auftraten. Nach zehn Reflexzonenbehandlungen hatte sich seine Gehstrecke erheblich vergrößert, und nach vierzehn weiteren konnte er schmerzfrei zweistündige Wanderungen unternehmen.

Schlechte Wundheilung
Ein 50jähriger Patient, der an schweren Durchblutungsstörungen der Beine litt, verletzte sich an der linken Kleinzehe. Die Wunde wollte sich nicht schließen, und es traten nachts fast unerträgliche Schmerzen in der Zehe auf. Nach zwei Anwendungen, wobei jeweils das Kleinfinger-Grundglied am Schaft für 10 Minuten abgebunden wurde, war er nachts schmerzfrei, und sehr bald darauf begann die Wunde, sich zu schließen.

Hodenschmerzen
Ein 50jähriger Patient klagte über Schmerzen im linken Hoden. Nach zwei Behandlungen der Reflexzone am Innenknöchel waren die Schmerzen nicht mehr vorhanden.

Schwächegefühl

Bei einer Patientin mit Blutdruckwert RR 105/80 trat ein Schwächegefühl auf. Nach der Massage der Nierenzone und der Zone der Bauchspeicheldrüse trat keine Änderung ein, aber nach der Massage der Herzzone erhöhte sich der Blutdruckwert auf RR 120/80, und das Schwächegefühl war verschwunden.

Verlust des Geruchssinns

Eine fast 70jährige Patientin hatte vor Jahren eine Virusinfektion mit wäßrigem Schnupfen durchgemacht und hierbei den Geruchssinn verloren. Nach sechs Reflexzonenbehandlungen konnte sie wieder den Duft von Äpfeln riechen und nach weiteren Behandlungen auch andere Gerüche wahrnehmen.

Diese Aufzählung könnte man noch durch Hunderte von Beispielen ergänzen, aber damit ist Ihnen ja nicht gedient, denn Sie sollen mit der Reflexzonentherapie Ihre eigenen Erfahrungen machen und werden danach über deren Erfolge keine Zweifel haben – vorausgesetzt natürlich, daß sich für Ihre Beschwerden und für Sie selbst die Reflexzonentherapie auch eignet.

Wenn Sie dieses Anleitungs- und Lehrbuch aufmerksam durchgearbeitet haben, sind Sie gerüstet, um eine erfolgreiche, zufriedenstellende Reflexzonentherapie praktizieren zu können. Ein genaues, gewissenhaftes und sicheres Arbeiten beschert Ihnen sicher den zu erwartenden Erfolg – und damit eine bessere Gesundheit.

Register